Dʳ M. CARLE

La Prophylaxie
des Maladies
Vénériennes

PARIS

LIBRAIRIE OCTAVE DOIN

GASTON DOIN, ÉDITEUR

8, PLACE DE L'ODÉON, 8

1921

LA PROPHYLAXIE

DES

MALADIES VÉNÉRIENNES

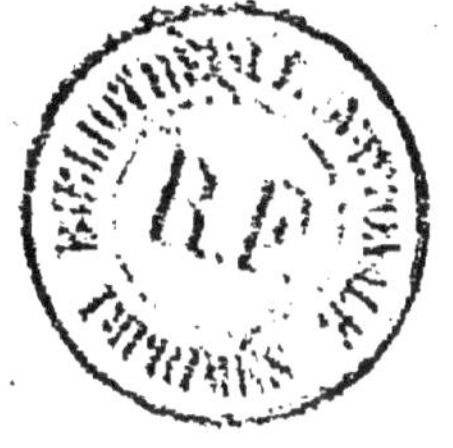

LA PROPHYLAXIE

DES

MALADIES VÉNÉRIENNES

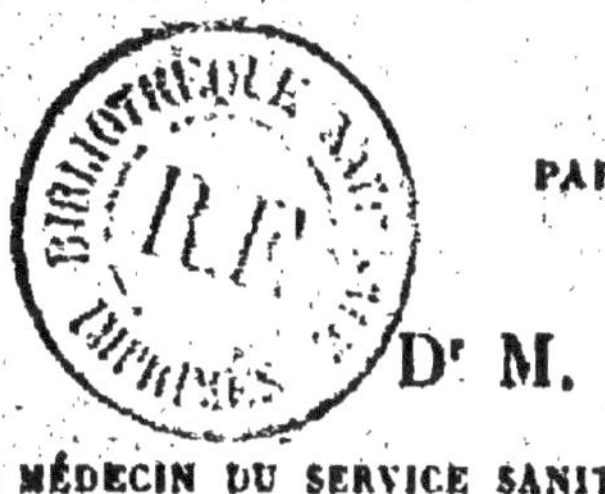

PAR LE

Dr M. CARLE

MÉDECIN DU SERVICE SANITAIRE DE LA VILLE DE LYON

PARIS

LIBRAIRIE OCTAVE DOIN

GASTON DOIN, ÉDITEUR

8, PLACE DE L'ODÉON, 8

1921

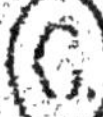

LA PROPHYLAXIE

DES

MALADIES VÉNÉRIENNES

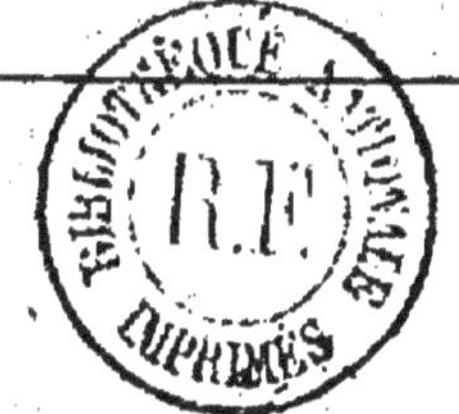

PRÉAMBULE

Considérée en elle-même, indépendamment de tout élément moral ou social, la prophylaxie des maladies vénériennes apparaît comme la chose la plus simple du monde. Ces affections, dont la naissance fut auréolée de mystère, n'ont plus de secrets pour nous ; nous connaissons leurs agents, leurs formes cliniques, leurs modes de propagation, et nous possédons, pour les réduire, les armes les plus efficaces qui soient en thérapeutique. De toutes les maladies contagieuses, elles apparaissent comme les plus évitables ; car un contact, presque toujours volontaire, est nécessaire à leur transmission, dans des conditions bien précisées, contre lesquelles nous prémunissent les Commandements des religions aussi bien que les avis préfectoraux. Cernées comme elles le sont dans un triple rempart de recommandations morales, de règlements administratifs et d'ordonnances médicales, elles auraient dû disparaître depuis longtemps ou végéter en d'obscurs recoins, comme la lèpre, la teigne, le scorbut et autres misères médiévales......

Mais tous les conseilleurs se sont trouvés ici en présence d'un élément nouveau et puissant, l'instinct sexuel, doublé de la recherche sensuelle qui l'aiguille vers la reproduction. Contre les manifestations de cet instinct, vers lequel se hâte déjà l'enfant, et dont la perte sonne pour l'homme comme le premier glas, viennent échouer toutes les défenses, et même tous les raisonnements, qu'ils soient présentés sous forme bienveillante ou dogmatique. Il est bien qu'une autorité intervienne pour brider, au nom de l'ordre ou de la morale, les excès qu'engendre cet instinct ; mais, en réalité, le mal est individuel; il est en soi, et celui que nous voulons protéger sera notre premier adversaire, s'il ne lui est pas tout d'abord démontré que nous poursuivons son propre intérêt, en contrariant ses désirs ou ses passions. *L'éducation, publique ou privée, doit être à la base de toutes les prophylaxies.*

Aussi ai-je étendu, dans une proportion qui surprendra peut-être, le domaine de la prophylaxie anti-vénérienne, habituellement maintenu dans les limites administratives et médicales. J'ai suivi le courant de la vie elle-même. J'ai confié le petit enfant, dès l'âge de raison, à sa famille, puis à ses maîtres, dont j'ai esquissé le rôle à larges traits. Le passage dans l'armée m'a paru essentiellement favorable à cette éducation en commun, et je l'ai dit. Le voilà lancé dans la Société, avec ses embûches et ses surprises, dont je le préviens — ainsi que de l'aide qu'elle peut et doit lui donner. Laissant de côté tout historique inutile, toute digression purement théorique, je me suis attaché, dans la partie administrative, à exposer les faits, suffisamment détaillés pour permettre cette étude un peu ingrate à tous ceux qui voudront la connaître. On excusera la longueur accordée à la partie médicale, d'ailleurs méritée par l'importance de son action, aujourd'hui reconnue de tous. Songeant enfin aux faiblesses humaines et à la vanité des meilleures intentions, j'ai terminé par quelques sages conseils de prophylaxie individuelle, car il n'en est pas de plus sûre. Je demande par avance quelque indulgence pour le ton des dernières pages, un peu imprévu dans un ouvrage scientifique ; mais ce chapitre sur la femme et l'amour complétait pour le mieux mon programme d'éducation.

CHAPITRE I

PROPHYLAXIE MORALE

DU RÔLE DE L'ÉDUCATION
ET DE L'ENSEIGNEMENT

« A la vérité, la plus grande difficulté et importante de l'humaine science semble être en cet endroit où il se traite de l'institution des enfants..... La montre de leurs inclinations est si tendre en cet âge et si obscure, les promesses si incertaines et si fausses, qu'il est malaisé d'y établir aucun solide jugement. »

Ainsi écrivait Montaigne à Mme Diane de Foix. Je voudrais retrouver cet aveu plein de sagesse sous la plume de ceux qui, ayant l'outrecuidance d'aborder ce délicat problème de l'éducation, veulent à toute force lui donner d'immuables règlements. — A entendre les harangues de nos plus modernes pédagogues, il est un moment dans la vie de l'enfant où il sied de l'instruire des mystères de la génération. Mais à quel âge ? En quels termes ? Et cette instruction n'est-elle pas sans dangers ? Autant de centres de discussions, autour desquels, depuis des années, chacun tournoie, apportant ses arguments, ses principes, son esprit confessionnel ou son scepticisme), querelles pleines d'intérêt théorique, mais qui font oublier « qu'en ce sujet vain, ondoyant et divers, il est malaisé d'establir jugement constant et uniforme ».

J'admets que, ainsi envisagée, la question est peut-être d'un abord plus facile. Mais le point de vue en est mal choisi, car il ne permet pas de la présenter dans son ensemble et dans sa complexité. De bonne foi, quantité de gens s'imaginent qu'à un âge fixé par les sages, il convient de chambrer un enfant pendant quelques heures et de lui dévoiler, en un langage plein d'austérité et de force, les joies et les douleurs des rapports sexuels. Or, d'une part, il advient que le sujet, s'il n'est pas déjà bien fixé sur ce point, reste complètement submergé sous ce torrent d'éloquence auquel rien ne l'a préparé. — Et d'autre part, il est fort rare que le père de famille — ou même le maître qui le supplée — ait les connaissances anatomiques, physiologiques et psychologiques nécessaires pour mener à bien cet enseignement un peu brutal, qui ne pourra ainsi, sous cette forme lourde et pédagogique, donner tous ses fruits. Aussi peut-on dire que, presque toujours, le père de famille s'abstient de ce genre de manifestations. Et je ne saurais lui donner tort.

La vérité est autre. Il n'est pas, en réalité, de la douzième à la dix-huitième année, un moment plus

particulier où, brusquement, le besoin d'une révélation se fasse absolument sentir. De l'enfance à l'âge
adulte, l'adolescent parcourt toutes les étapes d'une
croissance lente et graduelle, qui, pour aboutir à la
perfection, doit être mesurée, ordonnée, sans incidents, au physique comme au moral. Dès que l'enfant
voit, dès qu'il entend, dès qu'il croit comprendre,
l'assimilation commence, à l'insu des parents presque
toujours. Dès cet âge, il faut se pencher sur cette
intelligence qui s'éveille, la connaître, ou plutôt la
deviner, car elle s'ignore elle-même, la guider, jusque
dans ses distractions et dans ses jeux, vers les objets
qui nous paraissent de choix. Quand les écueils se
présentent, avec les années, cette confiance acquise
dès le premier âge nous permettra de gouverner sans
embardées, d'éviter sans heurts les premiers récifs
entrevus, de ramener au calme un esprit trop tôt
agité. Car il ne faut jamais devancer la nature dont
les progrès sont lents et sûrs, au lieu que les instructions des hommes sont toujours prématurées, ainsi
que l'enseignait Rousseau à Émile. — Et déformant
quelque peu la pensée du Maître, je dirais : « Retardez
autant que possible, faites que l'adolescent ne
devienne homme qu'au moment où rien ne lui
reste à faire pour le devenir. »

Ayant ainsi agi, si l'heure vous paraît venue des
ultimes conseils, ou si les circonstances vous y
obligent, vous ne serez plus, pour l'enfant qui écoute,
l'insupportable pédagogue, mais l'ami auquel l'âge,

l'expérience et l'affection donnent une particulière
autorité. Et dans ces conditions, vos paroles seront
accueillies.

§ 1er. L'ENSEIGNEMENT DANS LA FAMILLE

Bien que, en cette affaire, toute division soit artificielle et sujette à critiques, je crois qu'il est possible de trouver deux périodes dans cette formation
de l'adolescent : une première, où domine l'ignorance, que l'âge du sujet nous donne le droit d'entretenir, sans se refuser toutefois aux explications
nécessaires ; une seconde période, de formation, où
parallèlement au développement du corps, se fait
l'assimilation des premiers principes de la connaissance, et qui aboutit, plus ou moins vite, à la période
de virilité, où l'enfant, sur le point de devenir homme,
a droit à tout comprendre et à tout savoir de ce qui
peut lui être utile dans la vie.

1°. — *Première période* : l'enfance. — Prolongez
autant qu'il sera possible, a-t-on dit, cette heureuse
période d'ignorance. On ne peut que gagner à ce
que les enfants restent enfants jusqu'à leurs « huma-
nités », comme on disait autrefois, voire même
jusqu'aux approches des baccalauréats. Préceptes
d'une vérité indiscutable, mais dont l'application,
singulièrement malaisée, sera toujours réservée à une
petite élite. Car pour conserver ce cœur pur que les

grands éducateurs nous font admirer dans leurs élèves, il faut supposer l'isolement relatif entre les mains d'un maître ou des parents, isolement peu compatible avec les conditions sociales actuelles et souvent contraire à l'avenir des enfants.

Cependant faisons pour le mieux :

La première condition est la réserve la plus stricte dans le choix et la tenue des *conversations* devant les enfants : « *Maxima pueris debetur reverentia.* » C'est dans sa famille même, dans le dialogue journalier, que l'enfant doit prendre l'habitude des sujets intéressants à traiter, aussi bien que de la forme sous laquelle on peut les présenter. Non seulement on doit éviter d'employer devant lui des termes dont l'inconnu l'incitera à fouiller les dictionnaires, mais encore faut-il écarter toute historiette légère, toute phrase équivoque, aiguillons inutiles à sa curiosité, dont l'éveil le portera à de troublantes réflexions. Parmi les enfants dont la précocité fait le désespoir des parents, nombreux sont ceux qui ont puisé aux fins de dîners familiaux, dans les gais propos de bons amis, les premiers principes appliqués plus tard. L'enfant a une sagacité extraordinaire pour noter et retenir le mot suspect, lancé à demi-voix, remarquer le sourire approprié ou noter le sous-entendu. Il sent très bien qu'on veut lui en cacher le sens et tentera de l'éclaircir par tous les moyens. Éviter cela est chose facile.

Pour la même raison, le *choix des lectures* est

d'importance primordiale. — Par là, le père de famille, même absorbé par d'autres préoccupations, peut être un guide écouté. Dès la douzième année, faites avec votre enfant le tour des bibliothèques et le choix des livres; suivez ses indications tout en sollicitant les raisons de ses préférences. Suivant le genre des lectures qui attirent ou qui rebutent, vous pouvez deviner une mentalité, soupçonner des goûts futurs et apprécier l'étiage intellectuel ou moral. Et, ne craignez pas, à propos de tel ouvrage qui plaît, de donner l'idée qui éclaire ou l'appréciation qui corrige, si puérile que puisse en paraître l'occasion.

Surveillez l'*entourage* et les *premières relations*. Dans l'ordre d'éclosion des sentiments, l'amitié est très antérieure à l'amour. L'enfant s'attache, parce que ce sentiment est inné chez lui, et sans raisons autres que la fréquentation habituelle. Que de liaisons d'enfance paraissaient devoir durer autant que la vie, qui se sont rompues sans laisser de regrets ni de désirs de retour! Parmi ces petits amis que le hasard réunit, le choix s'impose. Si, dès les premières années, vous avez habitué votre enfant à la netteté morale comme à la propreté physique, il surprendra tout le premier chez les autres la tendance au mensonge, la méchanceté ou la duplicité, comme il remarquera les mains sales; de son propre mouvement il s'éloignera. Si non, il peut être intéressé par l'apparence de supériorité d'un camarade plus âgé, plus développé, et pourra recevoir de lui les plus détestables leçons. Croyez-moi, il est bon de se mêler aux jeux des enfants. Sans tomber dans la familiarité excessive, on y gagne leur confiance mieux que par tous les discours, et l'on fait connaissance des petits amis.

Vivez à *la campagne*. Vous aurez, à côté de bien d'autres, l'avantage de réduire les relations inutiles et de développer chez vos enfants le goût des sports de plein air. Pourquoi ce mode de vie serait-il plus difficile chez nous que chez nos voisins les Anglais, où, chaque soir, le monde bourgeois, mêlé à quantité d'ouvriers, déserte la grande ville ? Simple question d'habitude du déplacement, facilité encore aujourd'hui par la multitude des voies de communication péri-urbaines. D'ailleurs l'élan en ce cas a été donné, bien avant la guerre ; et la tendance actuelle à concentrer les heures de travail, ne sera pas faite pour l'arrêter.

Vie de famille plus intime, éducation plus directe des enfants, sorties moins faciles, frottements moins fréquents avec des inconnus, autant d'avantages inhérents à la campagne. En même temps l'enfant prendra le goût de tous les exercices de grand air, depuis le modeste jardinage ou la marche, jusqu'aux sports plus relevés tels que chasse, pêche, alpinisme, cycle ou automobilisme, chacun suivant ses moyens.

Jusqu'ici, je ne connais pas de meilleur dérivatif aux pensées malsaines de cet âge que la fatigue du corps, suite normale d'un sport qui soit un plaisir.

Et c'est à vous de faire qu'il soit tel, par le choix et la graduation de l'effort, proportionnés aux forces naissantes de l'enfant.

Parlerai-je de l'aide que peut apporter *la religion* Oui, car pour un grand nombre de parents, cet adjuvant est nécessaire. Il faut reconnaître que l'usage du catéchisme est un moyen commode d'apprendre aux enfants les grands principes de morale qui sont de tous les temps, de tous les lieux et de toutes les confessions, telles les leçons relatives à l'amour du prochain et à l'obéissance aux parents. D'autre part la crainte salutaire qu'inspire l'enfer peut momentanément faire réfléchir un petit enfant vicieux. Faible barrière, quand elle n'est point étayée par la conscience du bien et du mal ! Qu'on l'utilise, c'est bien, à condition de ne pas se croire dispensé pour cela du travail plus ardu de l'éducation personnelle.

Mais à côté de ces rares chapitres, je découvre en ces petits volumes trop de mystères que ma raison se refuse à pénétrer. Quand je vois un enfant apprendre par cœur les chapitres relatifs à la Sainte Trinité, à l'incarnation ou à la grâce sanctifiante, je regrette simplement ce temps perdu, car il l'oubliera aussitôt. Mais si je le surprends à tenter d'en comprendre le sens, je commence à craindre sérieusement pour son entendement, et je l'arrête dans cette dangereuse voie. Je pense avec Rousseau que l'obligation de croire en suppose la possibilité, et qu'il ne suffit pas de répéter certaines paroles, tels des sansonnets, pour mériter le salut éternel. « Annoncer la vérité à ceux qui ne sont pas en état de l'entendre, c'est vouloir y substituer l'erreur. » C'est au moins un risque à courir. Sans négliger ce mode d'éducation, je ne crois pas absolument nécessaire de le tenter ; car rien ne m'a démontré, par l'observation de la vie, que quelque chose reste dans la conscience de l'homme, de ce balbutiement d'écolier.

De tout ce qui précède, faut-il conclure, que, à cet âge, *il soit bon de laisser l'enfant dans une ignorance complète et systématique ?* Non. Ne pas éveiller prématurément les curiosités inutiles, répondre évasivement à une question délicate posée au hasard, voilà qui est bien. Mais quand cette question se renouvelle, quand cette curiosité paraît être le fruit, non d'une étourderie passagère, mais de réflexions suggérées par l'observation des êtres et des choses, il serait dangereux de laisser à d'autres le souci de répondre. Il serait encore plus dangereux de mentir.

D'ailleurs, pour ces jeunes cerveaux peu compliqués, les explications ne sont pas très difficiles à trouver. Les questions sont provoquées, la plupart du temps, par le spectacle de la ponte des poules, de la chienne ou de la chatte qui a mis bas, du petit bébé que vient de recevoir Mme X., ou le plus souvent, chez les jeunes filles, par l'arrivée des premières époques. Excellente occasion pour dévoiler, d'une façon très générale, l'existence et le fonctionnement des organes de la génération dans le sexe féminin.

Il faut faire cela très simplement, comme l'on expose les choses normales; il est tout à fait inutile, pour l'instant, d'y joindre des notions physiologiques. Plus tard seulement, suivant les précocités plus ou moins développées du sujet, comme je le dirai tout à l'heure, on pourra entrer dans quelques détails sur la participation de l'élément mâle, en prenant des exemples dans le règne végétal, puis dans le règne animal.

Conversation pleine de délicatesse, diront les pères et mères. Évidemment, et j'admets fort bien que rares sont ceux qui s'y risquent, car toute notre génération a été élevée avec d'autres principes. S'il vous faut un guide, lisez la petite brochure de Mme Jeanne Leroy-Allais : « Comment j'ai instruit mes filles. » Abstraction faite d'une horreur un peu exagérée pour le décolletage, les principes en sont excellents; elle indique la meilleure ligne de conduite à tenir en pareils cas, avec toute la minutie désirable. Je crois même, différence de sexes mise à part, que l'on ne saurait mieux faire pour les garçons.

2º. — *Seconde période : la formation.* — Mais voici que la quinzième année approche. Des changements visibles dans la physionomie, le développement des organes et du duvet, accompagnent certaines altérations dans le caractère et l'humeur de l'enfant. A d'autres symptômes dont je vais parler, vous reconnaissez que le frôlement féminin n'est plus aussi indifférent qu'autrefois. L'imagination s'agite et cette agitation va réveiller les sens. Que faire ?

Eh bien, même maintenant, je ne crois pas que le sermon paternel, à huis clos, soit bien recommandable. Ce qu'il faut, c'est surveiller les manifestations de ce nouvel état d'esprit, surveillance discrète qui ne surprendra nullement si, depuis des années, vous avez entouré comme il convient cette jeune mentalité. Dès lors, tâchez de saisir une occasion bien précise, un fait qui vous permettra, non de traiter en une lourde leçon cet immense sujet, mais de montrer, à propos de cette occasion et de ses suites, quels peuvent en être les ennuis et même les dangers.

Sous quelles apparences se présentent ces occasions ? Malgré leur diversité, les nouveaux sentiments qui agitent cette jeune âme se manifestent couramment sous *trois formes :*

1°. — *D'abord la forme sentimentale,* la plus précoce, et aussi la plus fréquente. Comme symptômes habituels : les conversations, les tête-à-tête, ou les promenades prolongées avec une compagne de jeux, la sœur d'un ami, une cousine ; une séparation amène une brusque saute d'humeur, du nervosisme, et puis des lettres. Le plus souvent la lettre égarée dévoile ce petit roman. On le voit, l'occasion est excellente, pour instruire doucement, sans gronder, reconnaître la légitimité de ces sentiments, parler du mariage futur, de sa gravité, de la famille qui suivra et par conséquent de la nécessité de ne pas prendre à la légère des engagements que l'on ne pourra tenir. On recule toujours devant ce genre d'entretien, parce qu'on croit nécessaire d'entrer dans des détails précis sur l'union des sexes et leurs rapports physiologiques. Rien n'est plus faux. A ce stade et en cette occasion, quelques notions générales suffisent, laissant bien entrevoir que la cueillette de la petite fleur bleue n'est pas la seule raison d'être du mariage, qu'il implique d'autres obligations, très sérieuses, qu'il faut connaître si l'on veut être heureux. On peut broder sur ce thème, laissant la porte ouverte à d'autres révélations qui, par la suite se classeront d'autant mieux, que les premières notions auront été mieux digérées.

2°. — *En second lieu, la forme sensuelle.* — Symptômes : tendance fâcheuse à se plaire avec le personnel féminin de la maison ou du voisinage, à provoquer à la lutte la femme de chambre, à accompagner la petite porteuse de pain, à s'isoler trop longtemps avec certains amis ou amies plus délurés..... Agitations et insomnies consécutives qui aboutissent assez régulièrement à la provocation sexuelle, sous la forme dite onanisme ou masturbation, solitaire ou non. Il est bien rare que le sujet ne soit assez rapidement dépisté. Voilà une occasion toute trouvée, mais il faut « aller un peu plus fort » que dans le premier cas. La révélation capitale est faite : la sensation. Il n'y a rien à apprendre à ce point de vue. Sans embarras, et sans mystères, il faut reconnaître que cette sensation est chose normale, qui se développera encore par la suite, comme l'enfant s'en apercevra quand il sera grand et qu'il aura une femme. Mais la rechercher trop tôt et la provoquer est un gros danger dont vous pouvez faire sans biaiser le tableau bien connu : affaiblissement physique et moral, anémie, arrêt de la croissance, etc., sans craindre d'appuyer un peu. On a fait, autrefois surtout, quantité de petits opuscules bien curieux sur ce sujet. Je crois que la parole vaut mieux ; à condition de ne pas se fâcher sottement, et d'exposer avec netteté sa pensée. On est toujours à temps d'allonger une claque à un enfant qui se refuse à écouter, mais ce n'est pas un argument.

3°. — *Troisième forme*, enfin, que j'appellerai *forme vaniteuse* ; c'est celle du jeune garçon qui veut jouer à l'homme. Ce sont les cas, assez fréquents, d'enfants sans grands caractères, ni meilleurs, ni pires que les autres, pourvus de quelque argent et renseignés par des camarades plus âgés qu'ils sont tout fiers d'accompagner chez une fille quelconque, sans que ces rencontres soient bien souvent suivies d'effets. Mais cette connaissance leur permettra de faire parade d'une œillade, d'une lettre, d'une dépense d'argent. Cette forme est très dangereuse et demande à être réprimée sévèrement. D'abord parce qu'elle dénote un caractère faible, sur lequel un ami vicieux, ou, plus tard, une maîtresse autoritaire pourront avoir la plus déplorable influence. Il peut trouver, en une rencontre de hasard, l'initiatrice à laquelle il s'attachera, faisant un de ces curieux assemblages, terriblement dur à « décoller », d'un jouvenceau et d'une hétaïre sur le retour, comme nous en avons tous vu. Enfin, plus que tout autre, si le hasard le met sur les traces d'une jeunesse désordonnée, il risque les pires folies et les plus terribles maladies.

Celui-là, quel que soit son âge, il faut le traiter comme tout sujet arrivé à la période de maturité, celle où, n'ayant plus aucun intérêt à rien céler, on peut parler à cœur ouvert. J'ai vu soutenir, au Congrès de Liège, en 1905, par le Professeur Blanchard, qu'il y avait avantage à éviter le sombre tableau des accidents possibles, et qu'il fallait tout d'abord présenter à la jeunesse la peinture à la fois scientifique et poétique des sexes. Je suis d'un avis absolument opposé. Les agréments de ce genre de distractions, l'adolescent saura toujours assez les découvrir tout seul ; et s'il ne les trouve pas, tant mieux. Je veux bien lui parler des mystères de la génération, les lui présenter comme des phénomènes physiologiques, et non point comme choses honteuses et condamnables. Mais le père de famille veut, avant tout, éviter à ce grand garçon qu'il a élevé avec amour, les maladies vénériennes, et surtout la syphilis. Et c'est pourquoi il lui dira :

a) Que la recherche du rapport sexuel est, à son âge surtout, un besoin beaucoup plus cérébral que physique. On a consacré dans les Sociétés de prophylaxie en 1907 et 1911, des séances entières (Rapport de Fouquet, 11 décembre 1911) à discuter si, oui ou non, la continence était contre nature, et l'on a fait argument de quelques cas de névropathies aggravées par une chasteté forcée. En réalité le coït n'est pas plus nécessaire à l'existence que l'apéritif, le café, le bridge ou le tabac. Mais comme les caractères sont faibles et les impulsions impérieuses, on enrobe ses faiblesses d'un manteau scientique. C'est chose plus facile que de résister aux tentations. Le nombre de ceux qui, par goût, par crainte ou par manque d'occasions, n'ont pas de rapports avant 24 ou 25 ans est assez considérable et leur santé ne paraît nullement en souffrir.

b) Il lui dévoilera que ces rapports peuvent déjà avoir des suites physiologiques : grossesse, fausse-couche ou enfant, sources de responsabilités graves ou de difficultés sérieuses pour le présent, aussi bien que pour l'avenir, pour lui comme pour la personne dont il aura peut-être abusé.

c) Enfin et surtout il lui fera le tableau complet des maladies vénériennes et il n'aura pas besoin d'exagérer. Il le lui fera avec force et avec vérité. Ce sera le moment de lui mettre entre les mains l'opuscule du Professeur Fournier: « Pour nos fils quand ils auront 18 ans », que vous trouverez à la

Société de Prophylaxie (77, rue de Miromesnil) ou chez l'éditeur (Tancrède, 15, rue de Verneuil, Paris). Mais comme l'auditeur serait tenté de croire que ces maladies sont l'apanage des seules filles de joie, lui dépeindra sommairement la société féminine contemporaine, telle que nous la laissent quelques années de guerre. Il lui montrera la part énorme de la bonne de café, de l'ouvrière, de la modiste, de la simple fille des champs, de la réfugiée, voire même de certaines femmes mariées, dans la propagation actuelle des maladies vénériennes. C'est toujours la femme dont on est sûr qui vous donne la vérole, le fait est très connu des médecins. Mais il l'est moins des petits jeunes gens, c'est pourquoi il est bon de le leur apprendre, et sans phraséologie. A ce moment, vous pourrez lui mettre sous les yeux mon dernier chapitre sur la Prophylaxie individuelle.

3°. — *Conclusion*. — En aucune façon, je ne mets en doute l'influence heureuse que peuvent avoir à cette période la connaissance des grands principes directeurs de la conscience humaine, la distinction du bon et du mauvais, du bien et du mal, du juste et de l'injuste, telle que l'ont conçu les grands philosophes et les fondateurs de religions. Mais n'oublions pas que nous nous adressons à des enfants. C'est pourquoi l'ingestion doit être lente, proportionnée à la faculté d'absorption. Elle doit commencer dès l'enfance avec les premières leçons de choses, qui sont les conversations, les jeux, les exemples, les menus faits de la vie quotidienne. Plus tard ces notions se précisent par la lecture de quelques pages choisies dans les œuvres des Sages, quelle que soit leur confession. Étendues sur un long espace, elles se tasseront pour le mieux, naturellement et sans violence. Vous recueillerez le fruit de cette longue patience à l'heure des premiers sursauts de la virilité. Mais dites-vous bien que, à ce moment là, il sera presque toujours nécessaire d'instruire et souvent de faire peur.

On pourrait croire que ces conseils s'adressent exclusivement à une élite à laquelle la fortune donnerait les loisirs nécessaires à cette éducation. Il n'en est rien. Dans la vie actuelle, le commerçant ou l'industriel sont aussi éloignés de leurs enfants par leur affaires que l'ouvrier par son travail. On se voit à table, quelques instants le soir, et les jours de repos. Que les uns veuillent bien prélever sur les soirées, le cercle, le bridge, les autres sur le café ou l'estaminet, les heures qu'ils y perdent, et ils trouveront le temps suffisant pour connaître leurs enfants trop souvent abandonnés à une gouvernante où à la rue.

Mais cette éducation exige quelque chose de plus rare que l'argent : elle exige la volonté de comprendre cette mentalité enfantine qui se dérobe, de la connaître et de la dominer, sans avoir recours à l'autorité. Il faut que cette œuvre intéresse, qu'elle ne rebute, ni ne laisse indifférent. Il faut enfin que l'enfant y réponde. Conditions qui compliquent singulièrement les essais d'éducation individuelle et qui expliquent la tendance des modernes éducateurs à porter leur attention sur l'éducation collective, dont nous allons voir les diverses modalités.

§ 2. — LE ROLE DE L'ENSEIGNEMENT SECONDAIRE

Dans sa séance du 10 mai 1901, sur l'invitation du Professeur Fournier, la Société de Prophylaxie mettait à l'ordre du jour cette question : Doit-on éclairer les élèves des classes supérieures sur les dangers des affections vénériennes, dans quelle mesure et comment ?

De toute évidence, cet enseignement impliquait la connaissance, au moins sommaire, de l'anatomie et de la physiologie génitales. Ainsi se posait, dans toute son ampleur, la question de l'éducation sexuelle de l'enfant et de son opportunité.

L'opposition se manifesta dès la première séance. Son orateur, le sénateur Bérenger, admettait cet enseignement à condition que l'on eut, au préalable, provoqué une consultation des parents et du corps enseignant. Or, à cette époque, encore peu éloignée cependant, la proposition du Professeur Fournier était trop nouvelle pour pouvoir être admise. Quelques enquêtes officieuses le démontrèrent ; une énorme majorité de parents refusaient cet enseignement et les chefs d'établissement les suivaient. Il ne fallut rien moins que la vigoureuse intervention du Professeur Pinard et du Docteur Barthélémy pour rappeler qu'il ne s'agissait pas d'avoir l'avis de telle ou telle personnalité, mais de savoir si ces instructions auraient une bonne ou mauvaise influence sur la conduite et l'avenir des enfants. Et dans le premier cas, on ferait le nécessaire pour les imposer. Dès le mois de juillet, la Société adoptait à l'unanimité le principe de cet enseignement spécial donné à tous les élèves âgés de 16 ans « avec l'autorisation de leurs parents », ajoutait-elle comme concession. Cet enseignement serait glissé dans le cours élémentaire d'hygiène, sous forme de conférence ou d'entretien.

En réalité, on n'a rien imposé. Car, en France, on fait plus vite une révolution qu'un changement de programme officiel. Mais la campagne de vulgarisation entreprise par la Société a produit d'excellents effets, en ce sens qu'elle a créé partout des foyers de propagande, qu'elle a fait pénétrer ces idées dans les milieux universitaires, dans les centres d'instruction et jusque dans les foyers familiaux. La conversation sur ces sujets considérés comme scabreux ou honteux en a été plus libre, la discussion plus facile et la tournure des esprits a changé considérablement dans ces dernières années. Des commissions furent nommées, comme de juste, d'après ce que nous apprit M. Liard en 1903 et le Dr Butte en décembre 1911, mais je ne

sais quel fut leur rôle dans cette heureuse modification des mentalités.

1° *L'enseignement par la lecture*. — Des
brochures ont été répandues innombrables et de
valeurs diverses. Au point de vue de l'enseignement
sexuel, les unes (Stall, Surbled, etc.) sont écrites dans
un esprit religieux et confessionnel, qui présente au
moins l'avantage d'éviter les grosses difficultés, en
plaçant la chasteté obligatoire à la base de l'éducation. Mais l'esprit du siècle est si pernicieux qu'il peut
se jouer de ces principes! D'autres se croient obligés
à des révélations au moins prématurées sur les
diverses perversions sexuelles. Parmi les lectures
utiles aux maîtres, je signale l'ouvrage du Dr Carrière :
Hygiène et morale (1901) — La psychologie de l'instinct sexuel par le Dr Feré (1899) — Aux jeunes gens
par Gustave de Morsier (1903) — La puberté chez
l'homme et chez la femme par Léon Biérent (1896)
— L'éducation sexuelle des jeunes gens par Finger
— Du gouvernement de soi-même par Fiaux — La
question sexuelle exposée aux adultes cultivés par
le Dr Forel (de Zurich) — L'enseignement de
l'hygiène sexuelle dans les Écoles par L. Mathé (1912).

Au point de vue du péril vénérien, la bibliogra-
phie est abondante. Citons en tête la première brochure du Professeur Fournier et celle de 1905
(Danger social de la Syphilis), celle du Dr Burlureaux
(Le péril vénérien 1904), du Dr Renault (Instructions

contre les maladies vénériennes), les ouvrages du D* Guiart (1915) et bien d'autres, que je m'excuse d'omettre.

2° *L'enseignement dans les lycées et collèges*. — Rien n'a encore été modifié, malgré le vote unanime de la Commission extra parlementaire dans sa séance du 25 mars 1905, demandant des conférences, faites par un médecin aux élèves de la classe lap lus élevée des établissements d'enseignement, sur les dangers des maladies vénériennes.

Dans les programmes officiels, aucun changement, comme je le constate dans le programme scientifique de la classe de philosophie que j'ai sous les yeux ; il ne semble cependant pas que l'adaptation de ce programme à ces différents vœux soit chose extraordinairement difficile. Veut-on me permettre à ce point de vue de soumettre à M. le Ministre de l'Instruction publique les quelques propositions qui suivent :

1° L'étude du règne végétal comprend une leçon sur la reproduction de ses espèces. C'est fort bien ; mais cette étude a le tort, à mon avis, de venir après le règne animal. Or quelques enseignements sur les différents modes de reproduction chez les végétaux seraient la meilleure préface à l'étude de la génération animale.

2° Par contre le chapitre concernant la reproduction chez les animaux est entièment supprimé. C'est là un aveu d'incapacité inadmissible pour les professeurs chargés de cet enseignement. Quelle qu'en soit la délicatesse, cette leçon doit être introduite dans le programme ; elle est obligatoire si l'on veut préparer ces garçons, âgés de 16 à 17 ans, à entendre les conférences prophylactiques qui suivront. Il s'agit de laisser de côté toute pudibonderie et de savoir imposer. Les pères de famille les plus effarés seront les plus heureux quand ce sera fait. Évidemment il y a la manière ; mais les manuels sont là, et les proviseurs aussi, pour conseiller les hésitants.

3° Enfin, dans le cours d'Hygiène, qui clôture l'année, rien n'est plus simple que d'introduire les maladies vénériennes dans la leçon sur les maladies contagieuses. Étant donné le caractère un peu spécial de cette conférence, elle pourrait être faite par un médecin désigné à cet effet.

Cet ensemble de modifications ou d'adjonctions me paraît nécessaire ; parler brusquement du danger des maladies vénériennes à des garçons qui, souvent, ont des données assez vagues sur la façon de les contracter, est un procédé fort médiocre. L'enseignement graduel et raisonné est toujours préférable. C'est pourquoi je soumets ces modestes propositions à l'autorité compétente, qui a le droit de les admettre sans réunir de nouvelles commissions.

Les considérations qui précèdent peuvent s'appliquer également aux élèves des grandes écoles préparatoires du commerce et de l'industrie : Écoles de commerce, Écoles des arts et métiers, Écoles centrales, etc., et, dans un autre sens, aux écoles normales d'instituteurs et d'institutrices. Lorsque, par son travail et son intelligence, l'élève est arrivé dans ces écoles, le problème se pose, comme pour les lycéens, de l'opportunité de son éducation sexuelle. Les mêmes difficultés se présentent et les mêmes solutions ; car elles dépendent de leurs maîtres qui trouveront pour les conférences nécessaires, toutes les bonnes volontés désirables, pourvu qu'ils veuillent bien chercher. Pour la plupart de ces écoles, d'ailleurs, le Conseil supérieur de l'Instruction publique a, depuis 1905, refondu dans un sens prophylactique le cours d'hygiène et ajouté l'enseignement des maladies vénériennes à celui des maladies infectieuses.

Tel me paraît être, d'ailleurs, le sentiment du Dr Faivre, Inspecteur général au ministère de l'Intérieur, qui a porté la question récemment devant la Société de Prophylaxie (mars et mai 1919). Celle-ci, après discussion, a adopté le vœu que les élèves garçons des établissements d'instruction secondaire, primaire supérieure et autres analogues, soient avertis, sur la fin de leur scolarité, par des conférences d'hygiène sociale, des dangers que les maladies vénériennes font courir aux individus et à la société. Vœu qui double la valeur des pages qui précèdent, en les approuvant. Souhaitons donc que ce vœu touche un jour le Ministre de l'Instruction publique auquel il est adressé.

§ 3. — L'ÉDUCATION DANS LA CLASSE OUVRIÈRE

Mais qu'advient-il de tous ceux, garçons et filles, qui sortis à 13 ans de l'école, vont désormais faire eux-mêmes, sans conseils et sans éducation préalable, le pénible apprentissage de la vie !

Il est avéré que la jeune classe ouvrière, masculine et féminine, fournit aux maladies vénériennes le plus énorme contingent, comme contaminés d'abord, comme contaminants ensuite. D'imposantes statistique, partiellement réunies dans le rapport du Dʳ Burlureaux (Société de Prophylaxie, octobre et novembre 1903) ont même établi de minutieux pourcentages d'après les villes, l'âge, les métiers, le mode de travail, etc. Ces chiffres nous paraissent superflus ; l'observation de tous les jours dans les consultations hospitalières comme dans les cabinets médicaux, oblige à reconnaître cette triste vérité que cette classe renferme la plus forte proportion de malades jeunes et insuffisamment traités.

Mais que peut-on faire ?

D'abord s'efforcer par tous les moyens d'intéresser à cette œuvre sanitaire tous ceux qui ont charge d'âme : les directeurs d'usine, les chefs d'atelier, les présidents des Sociétés d'assistance, Sociétés d'enseignement professionnel, des Sociétés d'apprentissage, des patronages de toutes sortes. Dans le rapport déjà cité du Dʳ Burlureaux, on trouvera une liste complète de ces Sociétés, avec une exposition très intéressante des moyens de vulgarisation. Ces moyens sont nombreux ; mais je mettrais volontiers en tête la propagande individuelle qui est la meilleure arme du médecin. C'est en effet à lui que doit incomber de préférence cette forme d'apostolat. Si circonscrite que soit sa sphère d'action, il saura, mieux que toute circulaire, persuader les patrons qu'il est utile de donner à ces ouvriers quelque enseignement de l'hygiène physique et morale, qui se tiennent d'assez près. La causerie, la conférence, la distribution des brochures ou les instructions imprimées seront les moyens les plus simples de propager la bonne parole. D'autre part, on peut, sous les prétextes les plus divers, multiplier les visites au cours desquelles seront examinés les organes génitaux, la peau, la gorge. Ici la collaboration patronale se fait déjà un peu plus active, car les heures de travail peuvent en être écourtées. Il faut cependant reconnaître que cette campagne, déjà ancienne, en faveur de l'instruction morale de l'ouvrier, a généralement reçu, de la part des directeurs, un accueil sympathique. Partout, quand on l'a demandé, on a autorisé la propagande orale et les conférences. Mais la sympathie ne suffit pas ; il faut de la persévérance et cette qualité se trouve plus rarement.

C'est pourquoi je souhaiterai que, dans les cahiers des charges, quelque paragraphe vint rappeler aux administrateurs, directeurs et patrons, l'obligation où ils seraient de veiller à l'instruction morale de leurs hommes aussi bien qu'à leur propreté corporelle. Ce sont là deux notions singulièrement négligées de nos jours. Affecté au cours de la guerre à un centre ouvrier important, comprenant plus de cinquante usines, j'ai eu le regret de ne trouver, en tout et pour tout, que quatre installations balnéaires. J'ai vu des villes de 4.000 habitants, dotées en plus par la guerre de 5.000 ouvriers, ne pas avoir un seul établissement de bains ou de douches. J'ai vu des usines comprenant quelques centaines d'ouvriers français et deux douzaines de prisonniers allemands, dans laquelle une douche, organisée avec des moyens de fortune, mais très suffisante, avait été installée par et pour les Allemands, alors que rien n'existait à ce point de vue pour les Français. Pourquoi ? Parce que le cahier des charges impliquait la création de cette douche pour les prisonniers de guerre et que ceux-ci, chose plus grave, la réclamaient. Comme, de notre côté, il n'y avait ni obligation, ni réclamations, rien n'était fait. Je suis arrivé, non sans peine, à obtenir, dans les usines importantes quelques nouvelles installations. Mais que de palabres et de temps perdu ! Et si, de ce côté, je dois noter quelque succès, je ne puis qu'enregistrer le plus notoire échec en ce qui concerne la consultation vénéréologique, lors même que j'avais la précaution de la rendre facultative, individuelle, et de la déguiser sous des prétextes dermatologiques, ou même odontologiques !

Quand tout ce travail d'éducation préparatoire sera en voie d'exécution, quand la bonne parole prophylactique sera déversée à flot sur l'ouvrier ou le paysan, rien ne sera encore fait, tant que ceux-ci n'auront pas compris qu'ils doivent être nos premiers collaborateurs, parce que tous ces efforts visent leurs intérêts les plus chers, c'est à dire leur santé et leur avenir. Et ce ne sera pas chose facile, car les bons et mauvais bergers chargés d'orienter l'éducation morale du peuple, ont jusqu'ici singulièrement négligé le côté élevé ou pratique de cette éducation. L'ouvrier conscient et organisé, modelé par nos démagogues, est terriblement fixé sur ses droits syndicalistes, politiques et sociaux, mais on a omis de lui enseigner la crainte de la vérole, l'horreur du cabaret et l'utilité du lavage des pieds !

Telle est la conclusion amère à laquelle est arrivé le D⁎ Azoulay dans son rapport (Société de Prophylaxie, janvier 1919). Il ajoute même qu'il est absolument inutile de dépenser de l'argent pour des postes de désinfection qui ne seront pas employés ! Je persiste à croire, cependant que l'ouvrier ne sera pas longtemps réfractaire à ce genre d'éducation, lorsque celle-ci lui sera donnée logiquement et de bonne heure.

Mais, en attendant, il faut le reconnaître, la notion de l'hygiène corporelle comme celle de la prophylaxie la plus élémentaire, n'ont pas réussi à pénétrer les masses. Des siècles de malpropreté, dont les classes dirigeantes et bourgeoises donnèrent longtemps l'exemple, d'ataviques habitudes et la loi du moindre effort expliquent suffisamment cette indifférence. Il faut la secouer. Comment ?

Quand, malgré tous les efforts, la persuasion ne réussit pas à imposer une idée reconnue équitable, il faut essayer d'autres moyens : d'abord l'obligation, dans la mesure où elle est compatible avec les exigences de la société moderne. Ainsi se sont implantés tous les progrès, petits ou grands. La quinine et le vaccin de Jenner ont rencontré au début la même opposition irraisonnée que les premières machines à vapeur. Il fallut la protection officielle de Louis XVI pour obliger le peuple à adopter l'innocente pomme de terre, qui supprimait les famines, et l'inventeur du métier à tisser, bienfaiteur du peuple, faillit mourir dans la misère. J'imagine que le premier homme des cavernes, qui, au lieu de brouter les herbes, les fit cuire avec un peu de graisse de mammouth, dut être vigoureusement houspillé par ses contemporains....

L'obligation venue d'en haut paraît nécessaire, à nombre de bons esprits pour déclancher le mouvement, imposer, dans les centres ouvriers, les ablutions hebdomadaires aussi bien que l'assistance aux Conférences prophylactiques. Ces mesures seraient décidées par les Directeurs, incités par les cahiers des charges et appuyés par des articles de presse, des imprimés, des conférences préparatoires, comme le demandait le Dr Azoulay. Difficiles pendant la période de guerre, à cause du nombre formidable des ouvriers, ces mesures d'hygiène sont possibles maintenant, et facilitées par la réduction des heures de travail.

Forcément, dans les débuts, se mêleront les protestations véhémentes des protagonistes de la liberté individuelle et de ceux qui veulent à loisir être sales. Et puis, comme cela s'est toujours vu par ailleurs, dans les pays Scandinaves ou Anglo-Saxons, par exemple, tout se lassera. Avec un peu de bonté et de tact, de la part du Directeur, un peu de ténacité de la part du médecin, l'ouvrier sera le premier à reconnaître les avantages des conseils prophylactiques, et les agréments d'un bon bain. Les premiers convertis entraîneront les autres, et cette petite révolution dans les habitudes se fera le plus simplement du monde, parce que l'idée à laquelle elle correspond est juste et bonne en soi.

Mais je crois que la véritable réforme, celle qui restera dans les mœurs, se fera par en-bas, je veux dire par l'éducation de l'enfant, qu'il s'agisse de propreté physique ou d'initiation morale. Dans les conditions sociales actuelles, qui chaque jour améliorent davantage le sort de la classe ouvrière, on peut déjà entrevoir la possibilité pour la mère, libérée d'un travail écrasant, de consacrer plus de temps à sa famille. Et le père peut dès maintenant, s'il en a la volonté, participer à cette éducation. Mais il devra, dans les débuts, faire confiance aux maîtres d'écoles ou à l'une des multiples œuvres s'occupant de l'enfance, dont la collaboration est toute indiquée, dans les limites qu'il admettra lui-même. Je citerai la dernière, léguée par l'Amérique, sous le nom de Visiteuses de l'enfance ; elle a tous les moyens pour pénétrer en ami, et sans aucun parti-pris, dans les plus humbles milieux. Sauf changement social qui dépasse notre entendement, je reste persuadé que cette instruction de la généra-tion à venir reste la base la plus solide de la pro-phylaxie morale.

CHAPITRE II

LA PROPHYLAXIE DANS L'ARMÉE

D'après mes notes, je puis augurer que je vais donner à ce chapitre un développement qui paraîtra insolite. Je veux m'en expliquer. Avant la guerre, en diverses occasions, il m'est arrivé de dire et d'écrire ce que je pensais du rôle, assez restreint à mon sens, de la période militaire dans la formation morale du jeune homme. Cette affirmation présomptueuse, fruit de l'esprit du siècle, provenait également de l'ignorance, car j'avais été écarté de l'armée par un verdict médical, au Conseil de révision. L'avenir n'ayant pas paru justifier le sombre pronostic du brave major, je sollicitais en septembre 1914 ma réintégration, et fus installé dans les importantes fonctions d'infirmier de deuxième classe. Et, au cours de la guerre, j'ai parcouru dans cette armée quelques étapes qui m'ont permis de la connaître mieux.

Comme tous mes camarades, j'ai souffert des incohérences souvent évitables, des ordres et des contre-ordres, successifs autant que contradictoires, émanant de lointaines Directions, indifférentes ou mal renseignées; j'ai gémi sur le temps perdu à remplir des états, égarés aussitôt qu'expédiés, sur l'argent follement dépensé à d'inutiles installations dictées par la mode du jour ou les fantaisies d'un chef, sur le peu d'initiative que la crainte des responsabilités laissait à chacun; j'ai vitupéré, autant que peut le faire le chétif aide-major que je fus par la suite, contre les médecins-chefs incompétents, les gestionnaires tardigrades, les pharmaciens trop économes, les matériels sanitaires insuffisants, les formulaires officiels expurgés de tout médicament récent ou pratique... Tout ceci a été dit et redit, et par de plus qualifiés que moi; je n'y reviens pas.

Mais j'ai très nettement compris une chose : c'est que, dans toute la vie d'un homme, le moment de son passage dans l'armée est le plus indiqué pour son instruction prophylactique, en même temps que le plus propice *à tous les points de vue* pour ce genre d'éducation.

§ 1. IMPORTANCE DE L'ENSEIGNEMENT PROPHYLACTIQUE DANS L'ARMÉE

Cette affirmation pouvant paraître discutable, je crois devoir entrer dans quelques détails.

Je dis que tout concorde pour autoriser et faciliter l'œuvre d'initiation chez le jeune soldat : l'âge, le moment, les circonstances.

A. — *L'âge du passage au régiment* est celui où

l'on peut et où l'on doit enfin tout dire, tout faire comprendre. Que des instructions préalables soient nécessaires, comme je l'ai déjà dit, pour des individus précoces ou hâtivement libérés, rien de mieux ; mais ces instructions, toujours très délicates, seront forcément réduites, autant par l'ignorance physiologique de l'auditeur que par la crainte bien légitime d'éveiller une vocation génitale qui s'ignore encore. De 18 à 20 ans, ces ménagements ne sont plus de mise. Il faut aller droit au but, sans ménagements, voire même avec quelque brutalité ; car si vous ne le faites pas, d'autres le feront, sans avoir pour excuse le souci pédagogique. A 20 ans, il faut tout savoir.

B. — Et d'ailleurs *cet âge coïncide pour la plupart, avec ce moment psychologique,* que nous pourrions appeler « *la mue génitale* » du jeune homme. Facilité par la liberté relative dont il jouit pour la première fois, cet éveil de la pensée et des sens, l'un prédominant sur l'autre suivant l'éducation antérieure ou les goûts personnels, le pousse irrésistiblement vers la femme, quelle qu'elle soit. Et cet élan ne sera plus d'ordre sentimental ; il s'orientera vite vers les gestes précis exigés par la réalisation. A ce résultat, rapidement obtenu la plupart du temps, concordent ses propres désirs, réfrénés jusque là par l'ignorance ou la crainte, que d'obligeants camarades se font un amusement de dissiper au plus tôt. Comme adjuvants, l'ennui, le cabaret et l'amour-propre, qui pousse « à faire la même chose que lui »,

comme le disait une vieille chanson de café-concert.
Comme cause déterminante enfin, la femme elle-
même, rôdant perpétuellement autour du troupier,
depuis la porte de la caserne où se pressent les
pierreuses aux appels obscènes jusqu'aux tranquilles
ruelles où règne la professionnelle en chambre, dont
la fausse élégance sera un attrait de plus ; sans
oublier, comme étant les plus dangereuses, les
petites bonnes à tout faire des bars, comptoirs et
estaminets, ainsi que la foule des petites ouvrières,
amoureuses, sensuelles ou intéressées, qui, malades
ou non, se donnent avec l'ardeur et l'insouciance de
leur âge.

Dans cette atmosphère se fondent bien vite les
promesses arrachées au départ par une mère angois-
sée, et les résolutions prises sous l'influence des
bons conseils ou de saines lectures. En France, la
première preuve de l'émancipation du jeune homme
est dans l'exercice de sa fonction génitale. Pour la
plupart, c'est au régiment que se font les premières
expériences féminines, et dans des conditions bien
regrettables au point de vue hygiène, comme au
point de vue agrément.

C. — *C'est pourquoi l'âge militaire est également
celui où l'on contracte le maximum de maladies
vénériennes.*

Voilà une proposition qui paraît avoir la valeur
d'un truisme. Consacrée par les attestations ou les
chiffres apportés par les Professeurs Fournier, Pinard,

Bar, Brissaud, Gaucher, les D** Barthélémy, Burlureaux, Mauriac, Edmond Fournier et autres, elle
apparaît comme indiscutable à tous les médecins,
spécialisés ou non, qui ont systématiquement recherché dans leurs cabinets ou dans leurs services les
origines des anciennes syphilis (Voir dans Guiart
les discussions de la Société de Prophylaxie en 1901
et 1902). Aussi n'est-ce pas sans une certaine stupéfaction que je vis quelques médecins militaires, les
D** Vallin, Lafeuille, entre autres, soutenir la rareté
relative des syphilis dans l'armée ; mieux encore, le
D* Delorme venait affirmer le 23 avril 1907 à l'Académie de Médecine que la fréquence de la syphilis
dans l'Armée était trois fois moindre que dans la
population civile, et que cette période de la vie
était celle où les hommes étaient, non seulement le
mieux protégés, mais encore le mieux préservés
pour l'avenir !

Inutile de dire que des statistiques de toutes lon-
gueurs appuyent ces dires.

Je savais depuis longtemps que les statistisques ne
signifient rien ; mais depuis que j'ai assisté, dans
l'armée, à leur élaboration, je déclare qu'elles signifient moins que rien. Sur le lit procustien de l'interprétation, elles se plient aux argumentations les
plus diverses, et ne valent que par la façon dont les
présente un habile orateur. En fouillant les statistiques fixant les proportions des soldats syphilitiques,
j'ai trouvé pour les mêmes années, des chiffres allant

de 1 p. 1.000 à 5 p. 1.000 (Motz) ou bien de 8 p. 1.000 (Burlureaux) à 27 p. 1.000 (Delorme). Même incohérence dans les détails : pour des garnisons à peu près comparables, on trouve tantôt 0,33 p. 1.000 (à Saint-Denis) tantôt 4'75 p. 1.000 (Vincennes), tantôt des oscillations variant d'une saison à l'autre, sans que l'on puisse incriminer plus particulièrement le printemps ! Et le Dr Motz s'étonne avec quelque raison de ces incompréhensibles variations !

Ayant constaté les mêmes faits dans un centre de la XIVe Région, je cherchai à les expliquer et je crois y être arrivé. Un exemple fera saisir ma pensée : un certain régiment se faisait remarquer par le nombre des vénériens envoyés à ma consultation, au point qu'un Médecin-inspecteur manifesta hautement son dégoût pour la déplorable moralité de ce régiment. Trois mois après, je ne voyais plus un malade. Et cependant les hommes n'avaient pas changé, leur moralité non plus. Mais par contre les deux excellents majors, très consciencieux, de ce régiment avaient été envoyés ailleurs, et remplacés par un très brave garçon pour qui la médecine ne présentait aucun intérêt. Ayant fort peu pratiqué avant la guerre, il expédiait ses visites avec une préjudiciable rapidité. Du coup les maladies vénériennes avaient disparu, avec beaucoup d'autres, et l'Inspecteur eut tout lieu d'être satisfait !

Non seulement je crois qu'un très grand nombre de syphilis se prennent au régiment, mais encore je suis convaincu par mon expérience personnelle que, en présence d'une syphilis tertiaire méconnue, on en trouvera *presque toujours* l'origine dans une éco,-chure contractée au régiment et considérée comme banale, à moins qu'elle n'ait même pas été montrée au major, ce qui est le cas habituel. Quantité de raisons, en temps de paix du moins, engagent l'homme à cacher sa maladie, s'il la soupçonne. Et les accidents tardifs, constatés par tous les médecins spécialistes, sont là pour assurer la fréquence incontestable de ces syphilis méconnues d'origine militaire. Ce faisant, je ne fais d'ailleurs que répéter une fois de plus les assertions autorisées de Brissaud, Pinard, Fournier et Gaucher.

D. — Enfin *les circonstances se prêtent à cet enseignement plus qu'aucun autre moment de la vie :* réunis dans les mêmes locaux, soumis aux mêmes ordres et disposant de leur temps au gré de leurs chefs, *les hommes sont obligés* d'entendre la bonne parole, qui, pour certains d'entre eux au moins, sera génératrice de résolutions de prudence, sinon de sagesse. Trouvez donc dans la vie une époque comparable! Au Lycée, dans les Écoles, peut-être? Mais comprendront-ils déjà? Pas toujours, et les parents sont souvent les premiers à s'opposer à ce genre d'instruction. Et plus tard? J'ai fait des conférences chez les étudiants, dans les usines, dans les milieux ouvriers. Quand je réunissais 200 assistants sur un effectif prévu de 500, je considérais que c'était un

très gros succès. Et encore fallait-il bien prendre
garde de ne pas empiéter sur les heures de travail...
ou de manille ! Au régiment, quand on m'annonçait
2.000 auditeurs, je les avais, à quelques unités près.
C'est là le point essentiel. Dès lors, et pour le reste,
il dépendait de moi de mettre dans mes paroles le
degré d'intérêt ou de conviction qui pût leur faire
entendre l'importance du sujet, et les décider à me
prêter leur attention.

Le régiment avec la fusion des classes et la discipline commune à tous, constitue, pour qui sait s'en
servir, la plus merveilleuse des écoles. Nous devons
reconnaître que les allemands ont su en user mieux
que nous. Le principe d'autorité est une arme formidable, d'un maniement bien délicat dans un pays
comme le nôtre, mais sans lequel on ne fera rien de
bien, ni de durable. L'instruction ne s'est réellement
répandue que du jour où elle est devenue obligatoire. Il en sera de même des principes de prophylaxie et d'hygiène. Et pour jeter les prémisses de cet
enseignement, je ne vois aucun moment plus propice
que celui du passage aux armées.

Je ne veux pas broder plus longtemps sur ce thème
bien connu, et tous les troubades savent mieux que
moi que la discipline fait la force des armées. Je
crois même que cet exposé de principes ne sera pas
sans faire sourire mes vieux amis et certains camarades de popotte, qui connaissent l'indépendance de
mon caractère et mes idées sur la Société. Qu'ils

veuillent bien se dire que je ne suis pas ici pour étaler mes goûts personnels, mais pour exposer ce que je crois être le bien et le mieux !

§ 2. LES MESURES DE PROPHYLAXIE DANS L'ARMÉE

De ce long préambule, je conclus que, pour les chefs médicaux de notre armée, le devoir est double, car il faut en même temps *instruire* et *préserver*.

I. — L'INSTRUCTION PROPHYLACTIQUE DANS L'ARMÉE

On peut répandre les saines notions :
a) par les conférences ;
b) par les brochures ou les affiches ;
c) par l'action directe.

a) **Les conférences.** — Je crois que celles-ci sont la base nécessaire de toute éducation prophylactique. Comment se fait-il que leur utilité ait pu être discutée autrefois par nombre de médecins militaires, et récemment encore, au cours de cette dernière guerre ? Il n'est pas un procédé qui permette d'instruire à la fois et complètement un nombre aussi considérable de sujets. Elles ne peuvent être remplacées par rien, car rien ne vaut la parole pour faire pénétrer dans l'esprit des autres la conviction dont on est soi-même animé. Mais, pour arriver à ce résultat, il ne faut pas faire une conférence comme on fait une heure de bureau. Il faut se mettre à la portée des mentalités plutôt simples de ses auditeurs, et savoir éviter le double écueil qui pousse à trop parler en médecin ou en moraliste. L'un n'est pas compris, l'autre n'est pas écouté. Le mieux est de parler en homme qui a un peu vu et beaucoup observé, que les hasards de la vie ont promené au travers des mêmes tentations, des mêmes risques, et qui a usé des mêmes précautions pour éviter les mêmes accidents. Que votre expérience personnelle, doublée de celle que vous ont donné les confessions de vos malades, fasse la matière de votre causerie. Ce sera la meilleure façon de la rendre vivante, vécue et écoutée.

Ayant pour ma part ainsi conféré quantité de fois devant 50 ou 2.000 auditeurs, je m'étais fait le schéma suivant (très rapidement esquissé) :

Première partie : description sommaire des maladies :

Blennorrhagie. — Rappeler sa gravité réelle, dès qu'elle se complique. Insister surtout sur les difficultés de la guérison complète, la fréquence du rétrécissement et les dangers de l'infection de la femme au moment du mariage.

Chancre mou. — Dangers du bubon et du chancre phagédénique (quelques projections seront supérieures à toute description).

Syphilis. — Tableau rapide des trois périodes, avec la tendance contagieuse de la seconde, et destructive de la troisième. Tableau lamentable de l'ataxie, de la paralysie générale et de la syphilis héréditaire,

(Quelques projections des accidents destructifs tertiaires, surtout sur la face, sont du meilleur effet).

Ajoutez rapidement qu'un bon traitément peut arrêter tout cela, sans quoi vous risquez de voir, à la fin de la séance, plusieurs auditeurs aller se jeter à l'eau.

Deuxième partie : les précautions à prendre, avant, pendant, après. (Voir mon chapitre de prophylaxie individuelle.)

Troisième partie : nécessité du traitement immédiat et intensif que l'on peut résumer en quelques mots. Rappeler les précautions à prendre pour ne pas contaminer ses camarades. Éviter les affiches mensongères et les charlatans. Se mettre entièrement entre les mains du médecin et ne jamais désespérer, ces maladies étant curables pour qui veut les traiter.

Ces conférences seront faites aux hommes, comme il est de règle, mais aussi aux officiers et aux sous-officiers, qui seront pour nous de précieux collaborateurs, si on veut bien le leur demander. Cette aide m'a paru surtout efficace aux armées en campagne, où l'éloignement du médecin, ainsi que ses multiples occupations, obligent souvent le soldat à consulter un de ses chefs sur l'opportunité d'une visite médicale, en présence d'un accident douteux. N'oublions pas, de plus, que, dans bien des cantonnements d'arrière un peu importants, le chef de corps faisait en même temps fonction de police sanitaire, ce dont il était quelquefois bien embarrassé.

b) La brochure. — *La brochure* est le meilleur complément de la conférence. Elle doit être succincte, précise et mise à la portée de tous. Le Sous-Secrétariat d'État de la Santé en 1916 a donné l'exemple en répandant à profusion un petit opuscule orné d'attendrissantes vignettes, représentant sous les formes les plus naïves l'amour et ses méfaits. Ce sont là articles riches dont le budget du S. S. permettait l'impression et la diffusion. La plupart des chefs de centre, et j'en étais, se sont contentés de réunir en 8 ou 10 pages l'essentiel de la prophylaxie et de la thérapeutique antivénérienne, et de les distribuer aux intéressés. De ci et de là, il arrive qu'on les lise avec fruit.

L'affiche. — Elle a été présentée dès 1901 par le médecin-inspecteur Chauvel qui en avait autorisé l'apparition sur les murs des casernes du gouvernement militaire de Paris. Je ne sais si cet exemple a été imité. Les énormes placards anti-alcooliques ou anti-tuberculeux ont pris toute la place, et les derniers vides ont été comblés par les appels aux Écoles professionnelles. L'idée est bonne cependant, mais le texte à rédiger en est délicat.

c) Action directe. — Quant à *l'action directe,* son influence sera prépondérante ou nulle, suivant l'activité ou l'indifférence de ceux qui en auront la charge. Difficile à exercer en campagne, à cause du mouvement perpétuel des effectifs, cette action peut être au contraire d'une utilité incontestable dans les garnisons, où pendant plusieurs mois, les médecins ont toute latitude pour connaître leurs hommes, les voir et les revoir à propos d'un malaise, par exemple, ou d'une visite de santé, qui sont autant d'occasions de leur faire connaître, en de courtes et familières conversations, les notions de prophylaxie les plus essentielles.

II. — LA PRÉSERVATION DU SOLDAT

L'État, qui a charge d'âmes, doit défendre ses enfants contre toutes les maladies contagieuses. A cet effet, quantité d'instructions ont été données, réglementant les procédés d'isolement, de désinfection et de traitement, en ce qui concerne la tuberculose, la diphtérie, le tétanos, les oreillons, la fièvre typhoïde, etc., voire même d'autres affections notoirement plus rares, telles que la peste et le typhus. Quant aux maladies vénériennes, elles ont bénéficié de cette singulière pudeur qui fut de mode à la fin du siècle passé, et il faut fouiller de très près les articles des règlements sanitaires pour trouver quelques lignes se rattachant à leur sujet.

Cette situation n'avait pas été sans émouvoir quelques bons esprits; et la question fut portée en 1886 devant l'Académie de Médecine qui, avec une sage lenteur, qu'expliquait peut-être la délicatesse du sujet, émit en 1888 des vœux marqués au coin d'un esprit assez pratique. Il faut croire que les diverses Commissions auxquelles furent transmises ces propositions les jugèrent trop audacieuses, car il n'en fut plus question. Mais en 1901, la Société de Prophylaxie, récemment fondée par le Professeur Fournier, aborda à nouveau le problème et le traita avec quelque fracas, ayant convoqué à sa barre, outre les maîtres de la médecine française, les plus hautes notabilités du Service de Santé militaire, parmi lesquelles les Drs Motz, Granjux, Chauvel et Vallin, ce dernier étant rapporteur du projet. D'autre part, un esprit nouveau soufflait sur la rue Saint-Dominique. En sorte que le 7 avril 1902, une circulaire ministérielle informait les commandants des régions des décisions suivantes, que je résume :

Création des conférences anti-vénériennes et utilité des conseils individuels ou collectifs ;

Caractère individuel à donner à la visite mensuelle ;

Création du registre spécial pour vénériens ;

Suppression des punitions pour maladies vénériennes ;

Bulletin de déclaration envoyé à la police locale sous le contrôle du médecin du corps ;

Consignation à la troupe de tous les lieux reconnus comme foyers de contamination.

Si nous ajoutons à cette circulaire celle de 1907, signée Chéron, relative à l'emploi prophylactique du permanganate de potasse et de la pommade au calomel et celle du 13 mai 1913 autorisant le néosalvarsan dans les hôpitaux militaires, nous aurons, je crois, rappelé dans leur entier les dispositions sanitaires du temps de la paix.

Survint la guerre. Avec une rapidité inouïe, les maladies vénériennes se déclarent, emplissant les ambulances, les H. O. E, les hôpitaux, se répandant à l'intérieur, d'où elles reviennent au front, débordant les limites sociales où une pudeur conventionnelle s'obstinait à vouloir les enfermer. Il fallut reconnaître la réalité et l'importance de cet autre danger. Ce n'était pourtant pas là un fait nouveau, ni impossible à prévoir. Mais, en ce cas comme en bien d'autres autrement plus graves, on avait vu petit, on avait pris de mesquines mesures et l'on était débordé par la grandeur et l'imminence du péril, qui menaçait autant lés effectifs que la santé des hommes et l'avenir de la race.

On para au plus pressé en créant dès 1915 les Centres d'armées où l'on traita intensivement les malades avant de les renvoyer au front ; procédé qui présentait le double avantage de maintenir les effectifs et de protéger relativement l'intérieur. Puis on songea à la prophylaxie. A la suite d'une lettre du Ministre de l'Intérieur, de février 1915, toute une série de mesures furent décidées par la circulaire ministérielle du 5 janvier 1916, la lettre du médecin inspecteur général Chavasse en date du 15 janvier 1916, la lettre du Ministre de l'Intérieur du 19 janvier 1916, enfin la notice du S. S. d'État sur le traitement et la prophylaxie des maladies vénériennes, du 25 septembre 1916.

Quelques notes ont paru en 1917 et 1918, concernant surtout la thérapeutique de ces affections, et n'apportant pas grand changement aux dispositions prises précédemment.

Cet ensemble d'instructions, circulaires et lettres, confidentielles ou non, constituait le code de prophylaxie antivénérienne le plus complet et le plus nécessaire, étant donné les circonstances. Je tiens à le dire de suite aux critiqueurs systématiques. J'ai dû connaître, dans tous leurs détails, les mesures prises, car j'ai eu à veiller à leur application dans les Armées, où j'étais chef de centre. J'ai même dû serrer les textes de plus près, ayant été désigné comme rapporteur le 13 juillet 1916 (réunion des médecins vénéréologues au Val-de-Grâce) sur cette question « La prophylaxie des maladies vénériennes aux armées. Mesures prises. Mesures à prendre ». Et j'ai eu la satisfaction de retrouver dans les instructions de septembre 1916, nombre de propositions faites par moi-même ou par mes collègues. Car ce fut, pour un ministre, un fait tout à fait nouveau, et qui ne s'est pas renouvelé, que de songer à se renseigner auprès des compétences avant de prendre des décisions. Je signale ce fait, qui fait honneur à l'esprit d'initiative de notre compatriote et ami Godart, sous-secrétaire d'État à cette époque.

La plupart de ces mesures s'appliquaient, ne l'oublions pas, au temps de guerre. Elles vont s'atténuer ou disparaître. Les unes seront abrogées, comme attentant à la liberté individuelle, par les humanitaristes impénitents ; les autres, oubliées de tous, rejoindront dans les greniers des Archives les ballots solidement ficelés de poussiéreux dossiers. Qu'il me soit permis auparavant de les rappeler encore une fois, sinon dans leur ordre chronologique, du moins dans l'ordre de leur utilisation. Et ce rappel sera peut-être utile à ceux, ministres ou rapporteurs de commissions, qui voudront un jour entreprendre sérieusement la lutte et endiguer le péril vénérien dans l'armée.

Parmi les mesures prises, les unes sont réglementaires et dépendent de l'autorité militaire, les autres administratives impliquent la collaboration de l'élément civil.

1º *Mesures réglementaires.* — La plupart de ces mesures, prises en 1902, ont été rappelées et renforcées dans les instructions du G. Q. G. (15 janvier 1916) et du sous-secrétariat d'État (septembre 1916). Elles comportent :

a) La visite mensuelle, et même bi-mensuelle quand elle est possible (Circul. minist., septembre 1916) de tous les hommes de troupe, dans des conditions de discrétion et d'isolement suffisants. Le diagnostic, porté en chiffres conventionnels, sur le billet d'hôpital, est conservé sur un carnet secret par le médecin du corps lui-même, auquel les noms des malades sont transmis sur des feuilles spéciales et par la poste directement.

La circulaire du G. Q. G. recommande de faire ces visites à l'improviste et en veillant à ce qu'aucun homme n'y échappe.

b) Visite de tous les permissionnaires au départ, et interdiction de la mise en route de tous les porteurs de manifestations contagieuses (C. M., septembre 1916).

Visite analogue de tous les permissionnaires au retour. Faire cette visite au 6ᵉ jour et au 40ᵉ jour, remplaçant la visite de santé ordinaire (Cir. du G. Q. G.). Même visite pour tous les hommes de renfort ou nouvellement incorporés (C. M., janvier 1915).

c) Dans les établissements militaires, s'attacher à l'occasion des visites passées à propos des maladies professionnelles, à dépister les maladies vénériennes (C. M., septembre 1916).

d) Proscrire de façon absolue l'emploi en commun des ustensiles de cuisine.

e) Enfin ouvrir largement les portes de l'infirmerie à ceux qui réclameront la solution de permanganate ou la pommade au calomel préventive (C. M., novembre 1907). Il est infiniment regrettable que l'on n'y trouve pas également des capotes anglaises, comme je l'avais énergiquement réclamé dans mon rapport de juillet 1916 !

2° *Mesures administratives*. — Le premier devoir du chef de centre est de dépister les foyers de contamination pour les éteindre ou les assainir.

Divers moyens s'offrent à lui :

a) La dénonciation militaire. — Laissée à l'initiative du sujet, elle donne des résultats ridicules, et mérite tout le mal qu'on en a dit. Par contre, elle peut mettre sur la voie de bien des nids à vérole, si le médecin militaire veut prendre la peine d'interroger lui-même, longuement et systématiquement, tout porteur d'un accident primitif, jusqu'à ce qu'il ait trouvé un rapport scientifiquement probable entre le coït incriminé et l'accident constaté. Le soldat n'est pas obligé de savoir que la blennorrhagie survient 4 jours, et la syphilis de 20 à 30 jours après le rapport. L'interrogatoire médical mettra chaque chose à sa place, mais il est de toute nécessité. D'ailleurs les circulaires de Janvier 1915 et Septembre 1916 disent expressément : Les bulletins des déclarations de l'homme malade envoyés à la police locale seront établis sous le contrôle du médecin du corps, (à son défaut de celui de la formation sanitaire) qui interrogera lui-même et spécifiera nettement la nature de la lésion dont il est atteint.

On a dit qu'il était enfantin de vouloir rechercher un coït contaminant dans le nombre de ceux qui pourraient l'avoir été. Ceux qui raisonnent ainsi ont vu l'armée à travers les romans de Dumas ou de Maurice Maindron. Le soudart médiéval, trousseur de filles et violeur de nonnes, est une exception. Presque toujours, il est très facile, avec un peu de douceur qui engendre la confiance, de retrouver le coït solitaire, qui à l'occasion d'une permission, fut la cause de l'accident. Les seuls cas où la méfiance s'impose sont ceux où le soldat aurait intérêt à tromper son chef; or ceux-là sont très rares. Si le mensonge est patent, et peut être préjudiciable à une personne innocente, l'homme est passible d'une punition. (C. M. de 1902).

b) Entente avec la police locale, ou avec les médecins chargés du service des mœurs. — Cette entente est nécessaire pour dépister les lieux où s'exerce habituellement la prostitution. Surveiller de façon toute particulière les débits de boissons, bars, estaminets, hôtels meublés, etc., où s'abrite la population flottante féminine. Surveiller également toute femme n'habitant pas la localité avant la guerre (Circul. Minist. du 5 janvier 1916 et Circul. du G. Q. G. du 15 janvier 1916). Les noms des femmes suspectes ou des établissements douteux seront inscrits sur un registre qui restera aux mains de la Prévôté. Il sera communiqué à tous les chefs de cantonnement qui se succèderont. Les diagnostics seront écrits en signes médicaux conventionnels usuels (Circul. du G. Q. G. de janvier 1916).

Cette partie de la tâche médicale était très compliquée si l'on voulait suivre la filière hiérarchique. A une lettre officielle envoyée à ce sujet sous le couvert du médecin-chef au Commissaire de police, par l'intermédiaire du Maire, on vous répondait habituellement que la moralité de la ville ne pouvait être suspectée — à moins qu'on ne vous jetât les noms de 2 ou 3 maisons publiques ou cafés faisant fonction.

Mais si vous vouliez bien faire vous-même, dans le bourg ou la ville où vous étiez installé, l'enquête nécessaire, les choses allaient beaucoup plus vite. Armé de votre vertu et d'un bon gourdin, vous parcouriez les rues et jetiez un œil investigateur autant qu'averti sur les carrefours, les couloirs, les fenêtres et les petits cafés. Vous aviez tôt fait de découvrir la demi-douzaine de repaires non officiels où s'étalait la prostitution clandestine. Quelques confidences de malades faisaient le reste. En 4 ou 5 jours, vous pouviez offrir à la police locale, qui s'obstinait à les ignorer, les précisions dont elle avait besoin. Sauf mauvaise volonté systématique, elle n'avait dès lors aucun prétexte à vous refuser son concours.

Telle était du moins la conduite possible aux temps héroïques de la guerre. Et les résultats n'en étaient pas méprisables.

c) *Les mesures de réglementation.* — Elles comprennent :

1° *La fermeture des établissements* où s'exerce la prostitution clandestine, avouée ou non. On peut également fermer un immeuble ou même interdire un quartier tout entier. Ces fermetures sont décidées par le Commandant de la Place sur la demande du médecin du corps ou du chef de Centre (Circ. du G. Q. G., janvier 1916). Les Commandants d'armes pourront également consigner à la troupe tout débit de boissons utilisant des femmes pour le service et tout établissement reconnu comme foyer de contamination (Circ. Minis. de 1902, reprise en septembre 1916).

2º *L'inscription d'office* des femmes qui se prostituent, mariées ou non, lorsqu'on a démontré le caractère habituel de la prostitution (Circ. du G. Q. G. Janvier 1916). La cour de Cassation reconnaît à l'autorité municipale le droit d'ordonner l'inscription d'office des prostituées clandestines sur le registre de police conformément aux décisions du 3 décembre 1847 et 14 novembre 1861 (Lettre du Ministre de l'Intérieur aux préfets, en date du 2 février 1915).

3º *L'interdiction absolue du racolage,* surtout au voisinage des gares, formations sanitaires, casernes... (Circ. du G. Q. G. Janvier 1916).

Les filles inscrites devront être soumises aux prescriptions sanitaires édictées par l'Arrêté Municipal dans l'intérêt de l'ordre public : on doit notamment leur défendre de racoler les passants, de circuler à certaines heures sur certaines voies et de stationner auprès de certains établissements (23 avril 1842 et 17 novembre 1866). Voir également la lettre du Ministre de l'Intérieur du 2 février 1915. Cette lettre au ton énergique, et qui n'a rien de défaitiste, est signée Malvy.

En passant, je me plais à faire remarquer la facilité avec laquelle, sous l'aiguillon de la nécessité, le Ministre a résolu, d'un trait de plume, cette question du racolage qui agite les Commissions depuis tant d'années. Débarrassée de l'argumentation nébuleuse des juristes ou des sentimentaux, cette question est apparue dans sa lumineuse simplicité. De toutes les causes d'extension des maladies vénériennes, le racolage est la plus patente, la plus répandue, la plus facile à atteindre. Ainsi l'a bien compris la Commission extra-parlementaire de 1904, dont les vœux dorment paisiblement dans les cartons parlementaires. Il est simplement stupéfiant que l'on ait mis si longtemps à s'en apercevoir. Nous en reparlerons d'ailleurs plus loin.

d) Le contrôle sanitaire. — Il pouvait s'exercer par :

1° *La visite des établissements non officiels* soupçonnés d'être les foyers de contamination. Prétexter au besoin des mesures d'hygiène générale motivées par la santé des troupes (fièvres éruptives, diphtérie, etc.) de façon à enlever tout caractère vexatoire à ces visites. Procéder avec le plus grand tact et se borner aux examens superficiels (peau, bouche...) (Circ. du G. Q. G.)

Là, il faut reconnaître que le G. Q. G. allait un

peu fort. Même avec les précautions recommandées, ce genre d'inquisition n'est pas commode, si le caractère de prostitution vénale de l'établissement n'est pas bien démontré. Mais n'oublions pas que la loi sur l'état de siège nous couvrait de son aile.

2° *Par l'entente avec les médecins civils chargés du service sanitaire.* Cette entente peut se manifester par des visites communes, comme le Commandant d'armes peut les prescrire, par des visites faites dans les lieux de prostitution en dehors des heures réglementaires, par le contrôle des femmes traitées, afin de constater si elles ne sortent de l'hôpital qu'après guérison des lésions contagieuses (Circul. Minis. Janvier 1915).

On procédera à la surveillance et à la visite *quotidienne* des femmes de maison de tolérance. La visite des autres prostituées inscrites aura lieu deux fois par semaine (Circul. Minis. de mars et novembre 1916).

Je note les louables intentions de ce paragraphe, qui sera applicable le jour où un médecin sera spécialement affecté à ce service, à condition qu'il n'ait pas autre chose à faire. En attendant, la visite hebdomadaire du médecin sanitaire, aggravée de quelques arrivées imprévues du médecin du centre, pouvait être considérée comme suffisante, à condition qu'on ne se départît pas d'une juste sévérité.

3° *L'organisation thérapeutique.* — Elle s'est manifestée :

a) *Par la création des services annexes* d'hôpitaux pour vénériens des deux sexes. Les principes sur lesquels doit reposer la collaboration des médecins militaires et civils et l'action médicale de ces services annexes sont précisés dans la Circul. Minist. du 6 mars 1916.

Les services hospitaliers seront largement ouverts à tous les malades et leur spécialisation sera déguisée sous des prétextes gynécologiques ou dermatologiques (Circ. Minis. septembre 1916). J'ai même été dans un centre où l'on s'entendait avec un dentiste.

b) *Par la création de consultations quotidiennes,* dans le plus grand nombre des centres, à portée des établissements militaires, des agglomérations ouvrières, des camps d'instruction. On rendra ces consultations aussi accessibles que possible, à des heures coïncidant avec les moments de liberté ou de repos des ouvriers mobilisés. Multiplier aux maximum les traitements ambulatoires. Répandre les brochures prophylactiques dans tous ces milieux et distribuer abondamment les notices thérapeutiques et hygiéniques. S'entendre avec les médecins du pays, les associations professionnelles, la presse locale pour faire connaître ces consultations et leur action (Circul. Minis. de mars et septembre 1916).

Tous ces principes sont excellents et constituent en somme, les plus sérieuses de nos armes, les plus pratiques aussi, et les plus assurées du succès, car

nous obtiendrons toujours plus facilement un traitement ambulatoire que l'hospitalisation. Même pour
l'organisation de ces consultations dont l'utilité est
incontestable, on s'est heurté dans bien des circonstances à d'invraisemblables difficultés. Il n'empêche
qu'elles ont pu être organisées dans la plupart des
localités un peu importantes et que les résultats
ont été très réels.

§ 3. RÉSULTATS ET VŒUX

Je répète que l'ensemble de ces instructions constituait un excellent règlement prophylactique, en
rapport avec les circonstances. Cet assemblage était
évidemment un peu artificiel, avec ses composants
extraits de diverses circulaires émanant de sources
différentes. Mais il était facile de les rapprocher,
puisque les unes rappellent les autres et qu'elles
ont été promulguées en moins de deux ans. J'in-
siste tout particulièrement sur la netteté avec
laquelle sont réglées, de main ministérielle, les
questions relatives au racolage, à la main-mise de
l'autorité militaire ou policière sur les malades récidivistes, au traitement obligatoire des prostituées.
Songez que, depuis un siècle, ces questions ont été
portées bien souvent devant les Chambres ou les
Commissions, sans que l'on se soit jamais décidé à
les résoudre soit de cette façon un peu sévère, soit de
toute autre façon. Les propositions ne manquaient

pas, mais autant en emportait le vent humanitaire, dans le souffle émollient duquel se complaisaient l'indifférence des uns et l'ignorance des autres. Il fallut les événements de la guerre, l'effroyable diffusion des maladies vénériennes, et surtout l'absence de discussions, facilitée au début par la loi sur l'état de siège, pour que l'on se décida à prendre des mesures de préservation.

Est-ce à dire qu'elles aient eu leur plein effet et que les résultats en aient été vraiment remarquables? Non, sans conteste. Partout où les commandants d'armes et les médecins ont bien voulu prendre la peine de lire les circulaires et de les méditer, partout où ils ont voulu et pu agir, c'est à dire dans la zône des armées principalement, on a constaté une très sensible diminution des maladies. En 1916 et 1917 toutes les statistiques dressées par les médecins eux-mêmes ont été unanimes pour reconnaître la baisse constante des cas contractés aux armées, ceux-ci étant de 25 à 32 p. 100, pas davantage. La presque totalité des accidents vénériens provenait de l'intérieur, soit par les permissions, soit par les sursis, soit par les congés de convalescence et l'objet contaminant était presque toujours une prostituée.

Il est même curieux, à ce sujet, de constater la différence des modes de contamination, suivant les zônes. Il ne paraîtra pas déplacé de reproduire ici le tableau de mon rapport, publié en 1916 (*Archives de*

Médecine Militaire, juin 1916 et *Annales des Mal. vénériennes*), au moins à titre de curiosité. On y voit de la façon la plus nette cette tendance de l'élément prostitution à empoisonner l'intérieur, cependant que, dans la zone des combattants d'où il est expulsé, l'élément ancillaire, ouvrier et bourgeois, fait sa suppléance, dans des proportions moindres il est vrai, et autrement moins inquiétantes, mais contribuant cependant pour une large part à la persistance de la morbidité vénérienne dans nos armées.

	Total général	Zone des armées			Intérieur		
		Total	Blennorragie	Syphilis	Total	Blennorragie	Syphilis
Femmes légitimes (à leurs époux)...	12	1	1	»	11	7	4
Femmes mariées (bourgeoises et fermières)............	43	31	24	7	12	7	5
Ouvrières............	24	14	8	6	10	5	5
Bonnes et cuisinières.	13	5	3	2	8	5	3
Filles de ferme ou rencontrées dans les champs...........	17	15	8	7	2	2	»
Filles de café........	33	12	7	5	21	6	15
Femmes de maison ou de passe..........	78	17	10	7	61	40	21
Professionnelles, inscrites ou clandestines............	71	18	14	4	53	40	13
Total............	291	113	75	38	178	112	66

Quelque intéressants, les résultats auraient pu et auraient dû être bien meilleurs.

Mais il fallait faire la part de la brusquerie du changement, qui surprit aussi bien les élus du suffrage universel que les bureaucrates somnolents ou soucieux de leur tranquillité. Bien souvent, quand il s'agissait de visiter un café à double fond ou un repaire de pseudo-modistes, nous nous sommes heurtés à l'effarouchement du sergent de ville, à l'ahurissement du maire, et à la mauvaise volonté de tous. Sauf dans quelques cas d'inconscience systématique, il suffisait de faire preuve d'un doux entêtement, circulaires en main, pour convaincre nos collaborateurs civils de la nécessité de notre intervention.

Et puis, il fallait surtout lire les circulaires, les interpréter, trier celles qui présentaient une utilité pratique, et veiller à leur exécution. Dans le flot des papiers reçus chaque jour et la multiplicité des occupations, il n'était pas toujours facile de se livrer à ce travail ; et je suis le premier à comprendre, sinon à excuser, ceux qui ne s'en faisaient pas. J'ai eu pour ma part, après quatre mois d'inaction absolue, un service variant de 300 à 600 malades, à l'ambulance 6/10, avec un seul collaborateur, le Dr Carrère, de Tarbes. Je comprends donc que la recherche des origines vénériennes passe quelquefois au second plan. Mais le chef de centre ne devait jamais l'oublier, car c'est lui qui était, en somme, le pivot de ce mécanisme prophylactique.

Je n'oserais dire qu'il en fut toujours ainsi, même dans les hautes sphères. Vers la fin de 1916, alors que les prescriptions des circulaires devaient être en pleine exécution, je reçus un jour, dans mon centre vénéréologique d'Armée, l'ordre d'avoir à répondre à une lettre de M. le Préfet de l'Oise qui se préoccupait de l'abondance constatée des maladies vénériennes. La Direction de mon Armée me demandait un rapport sur les mesures à prendre à cet effet.

Je répondis en quelques pages bien dactylographiées qu'il n'y avait aucune mesure à prendre, qu'elles étaient toutes prises, et qu'il suffisait seulement de les faire exécuter. Je joignais à cette affirmation un résumé assez comparable à celui qui précède, avec les références et les dates. Mais je n'eus plus jamais de nouvelles de mon rapport. Je crois même qu'il n'arriva pas au très aimable Préfet de l'Oise, avec qui j'entretenais les plus cordiales relations. Et je fus considéré par certains grands maîtres des bureaux de l'Armée comme un mauvais plaisant, auquel il ne fallait pas confier un rapport digne de ce nom. J'avais, en effet, oublié le plus élémentaire devoir d'un bon subordonné qui est d'entrer dans l'idée de son chef. Quand ce chef demande des mesures à prendre, il reconnaît par cela même que « ça ne va pas », mais que, avec les nouvelles mesures proposées, tout va marcher comme sur des roulements à billes. Dans la lente ascension que fait ensuite le rapport pour arriver au ministre, il se trouvera certainement un gradé ou une commission qui le considérera comme inepte ou impossible, ou le rendra méconnaissable. Et nous reviendrons ainsi à notre tranquillité première. Telle était l'idée de certains chefs.

Au lieu que, si le rapporteur dit que toutes les mesures sont prises, et qu'il suffit de les exécuter, cela signifie que tout devrait aller bien, si chacun faisait son devoir : les conséquences deviennent tout de suite très graves, parce qu'il faut alors instruire les ignorants, chercher les responsables, voire même secouer les inerties par quelques sanctions! Tout cela est bien compliqué. Aussi ai-je des raisons sérieuses de croire que mon rapport n'a jamais vu le jour!

CHAPITRE III

PROPHYLAXIE SOCIALE

Sous ce titre très compréhensif, je devrais étudier l'ensemble des moyens dont dispose la Société pour lutter contre la propagation des maladies vénériennes. Mais ces moyens sont divers ; quelques-uns sont administratifs, d'autres purement sanitaires. Je crois préférable de les renvoyer aux chapitres qui traitent de ces modes de défense. Et je m'attacherai seulement dans celui-ci à l'étude prophylactique de la prostitution, la considérant comme la cause sociale la plus habituelle et la plus abondante des maladies vénériennes.

§ 1. LA PROSTITUTION ET LA SOCIÉTÉ

Émanation directe de la Société, dont elle naît et dont elle vit, la prostitution en fait partie intégrante, de façon tellement intime qu'il serait malaisé d'en dessiner les contours, et même de la définir. Bien des auteurs, juristes, philanthropes ou historiens, anciens ou modernes, s'y sont essayés. J'ai parcouru leurs ouvrages ; j'ai même lu, à cette intention, les longs rapports consacrés à cette question lors du Congrès de Bruxelles en 1902, sans en être plus éclairé. Après d'infinies digressions, chacun revient, à très peu de choses près, à l'antique définition du Digeste : la prostituée est la femme qui se donne publiquement, sans choix, pour de l'argent *« palam, sine delectu, pro pecunia »*. Tenons-nous, sans plus, à cette vieille formule, et passons à l'étiologie, qui nous réserve un autre intérêt.

La prostitution nous apparaît comme une conséquence normale de l'esprit de Société, tel que l'ont conçu les religions et les lois. Elle en est devenue une forme. Ainsi l'ont compris les sages de tous les temps, Solon et Platon comme Caton l'Ancien et Justinien, Confucius comme les Pères de l'Église. C'est pourquoi ils l'ont toujours considérée avec mansuétude, lui faisant, sans excès de tendresse ni de sévérité, sa juste part parmi les institutions humaines.

Du jour où les hommes eurent apprécié les avantages et les charmes de la famille, ils formulèrent sous forme de lois les devoirs réciproques des époux. L'union sexuelle légale était fondée avec ses conséquences de fidélité et d'obligations mutuelles. Mais comme les législateurs ne pouvaient, du même coup, décréter l'harmonie des caractères et des sensations, il devait nécessairement se créer, à côté, spéculant sur la faiblesse des hommes et l'infinie variété de leurs désirs, une institution qui pouvait les satisfaire. « Fondée sur l'infirmité humaine, durait dit Jérôme Coignard, elle est solide par sa base ». Car, il faut bien admettre que, à côté de la faim et de la soif, que commande l'instinct de conservation, l'un des plus puissants moteurs de l'activité humaine est la recherche de la sensation voluptueuse, corollaire de l'instinct de reproduction.

Dans les milieux encore primitifs, ce rite sexuel s'accomplit avec la simplicité des choses naturelles ; il se tempère, dans les classes populaires, de certaines habitudes prises, et de la peur du gendarme ; il se déguise, dans les milieux policés, sous l'une des formes de l'amour, qu'il soit attirance cérébrale, passion, sensualité ou vanité, pour adopter la division de Stendhal.

Mais quel qu'en soit le mobile, l'attirance des sexes l'un vers l'autre est aussi irrésistible dans notre race humaine que chez les mantes religieuses ou chez les carabes dorés, dont Fabre nous décrit la mort voluptueuse. Pour résister à cet attrait, il faut posséder la sagesse qui commande le désir, la raison qui en démontre la vanité, l'intelligence qui, au dessus de la mêlée des impulsions passagères incessamment renouvelées, permet d'entrevoir dans le cercle heureux du foyer familial la réalisation du bonheur possible en ce monde.

De ceux-là, il s'en rencontre dans tous les milieux, dans toutes les situations sociales, car la simplicité d'esprit, aussi bien qu'une culture intensive, peuvent également mener à ce degré de sagesse. Sont-ils majorité ? Je ne sais, et me réfugie derrière l'absence de statistiques officielles pour abriter mon indécision.

Sur le grand nombre de ceux que ne satisfait pas cet ordre de choses spécule la prostitution. Elle a pour elle la masse des célibataires qu'effrayent les conditions du mariage, les timides, les phobiques, les disgraciés, les débutants et tous les partisans du moindre effort. Ajoutez tous ceux qui, à tort ou à raison, prétendent ne pas avoir trouvé dans une union légitime les joies auxquelles ils auraient droit, ou qui simplement, craignent la procréation. A côté de cette clientèle, relativement avouable, s'inscrit toute la classe des débauchés, des pervertis de tout genre, qui s'épuisent à la recherche de sensations nouvelles, sans autre raison qu'un tempérament excessif, lequel cache souvent une curiosité non satisfaite ou un début d'impuissance, à moins qu'il ne s'agisse d'une idée fixe, comme Casanova ou d'un sport, comme Don Juan.

Voilà qui fait beaucoup de monde !

Et comme je ne vois pas la possibilité de supprimer tout ce monde, je crois, après Solon, Caton, saint Augustin, Louis IX, Napoléon et Parent-Duchatelet, qu'il faut ranger la disparition de la prostitution parmi les généreuses utopies. L'histoire des tentatives de répression totale, et leurs échecs, illustrerait pour le mieux cette opinion. Je ne ferai pas

cette histoire qui se trouve dans tous les livres traitant de la prostitution. Elle démontre mieux que
toutes les déductions théoriques l'inanité des efforts
faits dans ce sens, et l'immuabilité de cette institution, basée sur l'éternelle loi de l'offre répondant à la
demande.

Mais du fait même que cette loi existe, nous devons
reconnaître à la Société le droit, comme sur tout
autre marché, d'intervenir pour en régulariser le
cours. Quelles que soient les exigences instinctives
ou les nécessités sociales auxquelles elle correspond,
la prostitution dépasse de beaucoup les besoins qui
l'engendrent. Grâce au nombre des débauchés, aux
provocations des vendeuses, et surtout aux facilités
créées par le proxénétisme, il est certain que la prostitution sert essentiellement à la satisfaction de plaisirs superflus et dangereux. Ce qui recule, comme
le dit fort bien Decante, les limites du mal bien au
delà du besoin social auquel elle semble corres-
pondre. Car l'exagération inutile de la demande augmente dans des proportions formidables la quantité
et le cynisme de l'offre. Il suffirait que le débordement de ces instincts sexuels soit facteur de désordre, pour que la Société ait de ce fait le droit d'intervenir; mais la chose est plus grave, car l'accom-
pagnement des maladies vénériennes transforme ces
manifestations invididuelles en un danger social,
qui donne à la Société le devoir de s'en préoc-
cuper.

Aussi ses représentants sont-ils intervenus de diverses façons :

1° Par des lois, dont nous discuterons dans le chapitre IV l'opportunité et la forme ;

2° Par des mesures sanitaires, qui feront également l'objet d'un chapitre spécial (chap. V) ;

3° Par des réformes sociales, destinées d'une part à rechercher les causes mêmes de la prostitution pour les prévenir ou les traiter — et d'autre part, à agir de la façon la plus vigoureuse contre ceux qui les favorisent, parce qu'ils en tirent leurs moyens d'existence.

§ 2. QUESTIONS PRÉALABLES

Quand on a parcouru, avec l'excusable intention de s'instruire, les ouvrages de Parent-Duchatelet, Yves Guyot, Fiaux, Decante et Regnault, les interminables rapports des Congrès de Bruxelles, et les comptes rendus, en deux énormes volumes, des travaux de la Commission extra-parlementaire, on sort de là un peu étourdi et moins fixé que jamais. Mais de cette lecture, il ressort cette idée très nette que peu de questions ont été aussi obscurcies par l'esprit de parti ou par les tendances individuelles, sévères, généreuses ou mystiques. Oubliant que l'on parle pour une Société connue, à un moment donné, dans des conditions à étudier, on a noyé cette question sous les principes systématiques, les vérités premières, et les utopies, à moins qu'on ne se soit acharné à l'étude palpitante des cas exceptionnels. En sorte que le lecteur consciencieux a grand'peine à dégager de ce fouillis les notions pratiques ou les intentions louables qui abondent dans les travaux précités. Avec le respect que l'on a pour les choses sincères, commençons par rappeler, pour les écarter, quelques « leit-motiv » de ces discussions.

1° ***La prostitution est le fait de la civilisation.*** — Car nos premiers ancêtres, a-t-on dit, ne vivaient pas dans la promiscuité, non plus que les peuplades actuelles encore primitives.

Sur ce sujet, digne de tenter un disciple de Rousseau, des philosophes, comme H. Spencer, ont longuement disserté; de savants commentateurs de Darwin, ont démontré que le dryopithèque ou le singe anthropoïde ont toutes les vertus familiales, des voyageurs, le Dr Fritsch, le pasteur Bridges, Man et Van Couver ont risqué leur vie pour constater que les Buschmen de l'Afrique équatoriale, les Fuégiens, les Veddahs et les Toungouses avaient une moralité supérieure à la nôtre, d'une impeccable sévérité. Il est vrai, que quelques années après, d'autres explorateurs, tels que Cook ou Bougainville, affirmaient que ce n'était pas tout à fait çà ! On avait les femmes pour rien et les scènes érotiques de plein air avaient un certain piquant ! Mais les sociologues repartirent que l'arrivée des civilisés dissolus était cause de ce changement. D'ailleurs, si l'hôte du Taïtien couchait avec toute la famille, c'était simple devoir d'hospitalité. Et si les Australiens s'accouplent assez librement à certaines fêtes, il faut considérer que celles-ci ont un caractère religieux. Tout peut donc s'expliquer pour le mieux.

Moi, cela m'est égal. D'abord parce que je n'ai aucune sympathie pour la philosophie morose de Rousseau, qui croit à la bonté originelle de nos semblables, et à laquelle manquent « le doute heureux et le sourire léger », chers à Anatole France. Et puis, j'écris pour ceux avec qui je vis, et non pour les Papous ou les Botocudos, dont les habitudes m'indiffèrent totalement, car nous ne retournerons point à cet état de nature. Et d'ailleurs, quel en serait l'effet ? Il me fut conté, quand j'étais petit, l'histoire de nos premiers ancêtres : ils étaient deux et vivaient dans un paradis terrestre, où tous leurs désirs étaient satisfaits. Eh bien, même dans ces conditions, sachez que la femme trouva le moyen de dénicher un serpent pour tromper son époux !

2° *La prostituée congénitale.* — Toute une école de criminalistes, dont Lombroso est le plus connu parce qu'il a centralisé et vulgarisé leurs recherches, considère la prostitution comme la conséquence fatale d'un état pathologique congénital. La prostituée-née, serait, en femme, l'analogue du criminel-né, en homme. Suivant la méthode, aussi mathématique que discutable, employée pour le criminel, Lombroso a minutieusement recherché les caractères spécifiques de la prostituée congénitale. Faisant état de 150 observations antérieures, appartenant à Mme Tarnowsky et opérant personnellement sur 26 corps et 7 squelettes d'authentiques prostituées, Lombroso a patiemment mensuré la tête, les mains, les pieds, l'épaisseur des membres locomoteurs, pesé le cerveau, compté les rides et les cheveux; bref il a fait une enquête anthropométrique et biologique complète. De ces notions hautement scientifiques, il a extrait le type de la prédestinée qu'un besoin organique jette fatalement dans la prostitution et le désordre, quelque effort qu'elle fasse pour se régénérer.

Cette conception serait simplement curieuse, s'il ne s'était trouvé toute une école de psychiâtres pour l'adopter, et en faire par voie de généralisation et de déduction logique, un véritable danger social. Que de fois, dès l'avant guerre, sommes-nous restés pétrifiés, à la lecture d'un jugement où la plus notoire avorteuse, l'assassin le plus déterminé, le cambrioleur le plus subtil, se trouvaient acquittés, ou à peu près, ayant profité d'un non-lieu, fruit des labeurs d'un médecin expert et de la simplicité d'âme d'un jury, abusé par un avocat redondant. Le cas de l'étrangleuse d'enfant est encore présent à la mémoire de tous. Bénéficiant d'un acquittement de ce genre, après avoir étranglé un enfant, elle se replace chez un brave campagnard assez naïf pour avoir confiance, et, froidement, elle étrangle un second enfant. J'imagine que la figure convulsée de cette nouvelle victime hanta les nuits de ceux qui avaient travaillé à cet acquittement. Et cependant la femme était logique, puisque inconsciente. Mais était-ce une raison pour la relâcher ?

Chose plus grave, et d'ailleurs bien connue, certains médecins en arrivent à trouver des « responsabilités atténuées » avec une facilité déconcertante. Conséquence d'une déformation professionnelle, à laquelle bien peu d'entre nous échappent, cet esprit a sévi de la façon la plus inquiétante pendant la guerre. Entre les mains de quelques psychiâtres pleins de science moderne et de conviction, le déserteur devenait un fugueur, le cambrioleur un kleptomane, l'assassin un dégénéré constitutionnel, l'apache porteur de surin un simple revendicateur. Et les acquittements pleuvaient ; cependant que le pauvre poilu, coupable de 24 heures de retard sur sa permission, « écoppait » 15 jours de prison !

Je ne crois pas qu'il y ait lieu dans le domaine prophylactique de tirer parti de cette théorie, excuse de toutes les méchancetés, de toutes les lâchetés, de toutes les paresses. La fatalité a toujours été le refuge de ceux qu'effraye l'action ou la responsabilité. Il ne faut pas croire atteintes de folie morale inéluctable, donc excusable, toutes celles qui ont des penchants qu'elles ne veulent pas refréner.

Elles seraient trop, et l'excuse serait trop facile.

Les études de Lombroso ont porté sur 200 cas. C'est peu. Même sur ce chiffre infime, il était arrivé à cette conclusion que 63 % des prostituées ne présentaient aucun caractère de dégénérescence. Tout dépend de l'extension que l'on donne à ce dernier terme. Pour certains savants, il suffit d'avoir deux dents qui chevauchent pour être dégénéré. D'autres statistiques ont paru, depuis Parent-Duchatelet jusqu'à Le Pileur, qui démontrent au contraire combien domine la prostituée d'occasion, que les conditions sociales ont poussée à ce mode d'existence, avec l'aide de défauts qu'elle n'a pas voulu réprimer. Et ces statistiques, basées sur l'étude morale plus que sur l'épaisseur des os, nous paraissent dignes d'attention. Mieux encore que des statistiques, la connaissance des prostituées, de leur vie antérieure et actuelle, des conditions de leur chute, de leur régénérescence très possible, nous fait admettre que la résignation est le lot de la plupart d'entre elles, qui acceptent la prostitution comme un métier, sans y trouver pour cela l'assouvissement d'instincts ataviques ou congénitaux.

3° *La prostituée intangible*. — Toute proche de cette théorie est celle qui donne à la prostituée, comme à tout être humain, le droit d'user et même d'abuser de sa personne. Ce principe de droit strict a été émis par M. l'avocat général Feuilloley, lorsqu'il a fait voter à la Commission extra-parlementaire que la prostitution n'était pas un délit. Je ne veux pas entrer dans la discussion violente et confuse qui s'ensuivit, et j'admets le principe. Mais encore est-il bon de préciser immédiatement que ce droit de la prostituée a pour limites naturelles la responsabilité qu'elle encourt si elle lèse la personne d'autrui.

Or il fut une secte, rameau aberrant de la grande École abolitionniste et humanitaire, qui aurait volontiers reconstitué, au profit de la prostituée moderne, la classe intangible et sacrée des hétaïres vouées autrefois à la Myletta assyrienne ou à l'Astarté de Phénicie. Oh, sans la moindre intention condamnable, puisque les défenseurs de ces dames s'appellent Yves Guyot, Fiaux, le Professeur Gide...! A la Commission extra-parlementaire, ils veillèrent jalousement à ce qu'il ne leur fut fait nulle peine, même légère. Lors de la discussion du délit pénal de contamination, voyant que les prostituées allaient être englobées dans le droit commun, l'un d'eux s'écria que : si ce délit était voté, il irait jusqu'à réclamer pour les prostituées inscrites un privilège particulier, celui de n'être jamais poursuivies comme agent de contamination ! Ces prostituées ne pourraient jamais être responsables ! Autrement dit, on pourrait condamner un barbier, qui par malheur, aurait une fois dans sa vie, transmis un chancre avec son rasoir. Mais quant à la prostituée qui, dans les conditions actuelles, a sous la main tous les moyens gratuits et même obligatoires de se faire examiner et traiter, on la priera simplement de continuer !

« Il y a un droit au mal », affirmait solennellement, l'un des plus ardents représentants de cette école !

Il n'y a que les gens vraiment vertueux pour trouver de ces formules, dont ils n'envisagent d'ailleurs pas assez les conséquences. « Ce droit au mal » était déjà l'excuse de Robespierre, lorsque, au nom de la vertu, il faisait tomber quelques charretées de têtes. Ce fut également la raison invoquée par la bande des chauffeurs assassins dont on se souvient encore, et qui voulaient « vivre leur vie ».

Lorsqu'on entend émettre des aphorismes de ce genre, on doit surtout, à mon sens, accuser la culture intensive et prolongée d'une idée juste en soi, mais qui, couvée au feu intérieur de la réflexion, puis servie dans l'atmosphère surchauffée des réunions contradictoires, risque fort de dépasser le degré de cuisson et de se brûler.

C'est là un fait très général, très humain, facile à constater dans toutes les discussions de nos Parlements ou de nos Congrès scientifiques. C'est pourquoi je m'y arrête. Chacun a sa hantise, son « dada ». Ce « dada » m'oblige à me souvenir des pages que lui consacre Sterne, dans le 1er volume des Opinions de Tristam Shandy, écrites en 1759, livre tout à fait curieux où l'on sent déjà Voltaire, avec quelques vieilles émanations de Rabelais. Permettez-moi de citer ces lignes :

« Un homme et son « dada » ont entre eux une espèce de communication qui s'opère à la manière de l'électricité des corps. Au moyen des parties échauffées du cavalier...qui viennent en contact immédiat avec le dos du « dada » à la suite de longs voyages et de frottements considérables, il arrive que le corps du cavalier finit par se remplir d'autant de substances dadaïques, qu'il en peut contenir...

Et quand un homme se laisse mener par une passion dominante, ou en d'autres termes, quand son dada devient vicieux, adieu la raison calme et la belle modération. »

Sachons brider notre dada. Si convaincu qu'il soit de ses qualités, le sage doit l'obliger à suivre le droit chemin, sans tomber dans les fossés, ni gravir les talus, ou galoper au travers des prairies. Quand le défenseur d'une idée juste et raisonnable en soi, se laisse aller à la suivre aveuglément, à la formuler de façon absolue, sans en envisager les conséquences pratiques, c'est qu'il s'est laissé emporter par son dada.

4° *L'égalité des sexes.* — Je veux en finir également avec les hypothèses irréalisables et les généreuses rêveries, de façon à ne pas avoir à y revenir plus tard.

Il n'est pas de Congrès où l'on ne perde quelques

heures à gémir sur la différenciation des sexes. « Si hommes et femmes étaient égaux dans la bataille de la vie, il n'y aurait pas de prostitution. » D'abord, rien n'est moins démontré. Ensuite la question de cause me paraît mal élucidée. A la même page du même article, dans le premier Bulletin de la Société internationale de Bruxelles (1901), je trouve une excellente étude de Minod (de Genève) démontrant que l'esclavage ancien de la femme se transforme, le progrès aidant, en dépendance mitigée, qui s'améliorera encore. Et je trouve aussi, une note virulente empruntée à Henri Marion, laquelle affirme que l'infériorité de la femme est à son maximum dans les grands centres où la civilisation bat son plein, au lieu qu'elle est infiniment moindre dans les campagnes reculées ou chez les peuples primitifs. Qui croire ?

Il faut croire que la nature n'a pas trop mal fait les choses, puisque la Société subsiste encore, malgré les incohérences humaines. Que l'on s'efforce d'améliorer la situation économique, matérielle et morale de la femme, de façon à lui assurer l'indépendance que certaines réclament, rien de mieux, comme nous le verrons dans les pages qui vont suivre. Mais qu'on nous laisse tranquille pour le reste ! Tant que seront dévolus à la femme les rôles de couveuse, pondeuse et nourriceuse, elle sera dans un état d'infériorité relative qui l'obligera à recourir à l'appui de l'homme. Et la plupart d'entre elles ne paraissent pas s'en plaindre autant que le prétendent leurs avocats dans les Congrès.

Il y a d'abord cela. Et puis il y a encore ce que les pudiques salutistes, en leurs palabres, appellent « la petite différence ». C'est elle qu'oubliait ce bon vieux général qui, conversant avec une célèbre exploratrice habillée en homme, finit, dans la chaleur de la conversation et des souvenirs communs, par la prendre par le bras, en disant : Et maintenant, mon vieux, allons pisser !

Que de truismes indiscutables ont entendu ces Congrès ! Je cueille les paroles de Mme Boehm, déléguée de Berlin :

Pour que la prostitution disparaisse, il faut d'abord combattre l'alcoolisme, la pornographie, l'oisiveté, les habitudes factices, les nécessités artificielles du luxe, la misère et l'ignorance.

Et avec ça, Madame !

Et celles de Mme Joséphine Butler, secrétaire générale de la Fédération abolitionniste :

« La syphilis s'éteindra le jour de Celui qui détruira l'empire du péché dans le monde. »

C'est entendu ; mais dans l'incertitude où nous sommes de cette date, tenons sèche notre poudre d'arséno-benzol.

Et parlons de choses sérieuses.

§ 3. — LES MESURES PRÉVENTIVES

En attendant l'heure, peut-être proche, où les femmes viendront dans les Assemblées dirigeantes participer à l'œuvre de défense sociale, nous devons invoquer, tout particulièrement, en cette circonstance, leur aimable et active collaboration. La lutte contre la prostitution par le relèvement de la femme comporte en effet trois séries de mesure :

Des mesures d'éducation et d'assistance.

Des mesures de protection.

Des mesures de relèvement.

Pour deux desquelles au moins des femmes ont déjà agi, et dans le meilleur sens.

A. — Mesures d'éducation et d'assistance

Dans cet ordre d'idées, le champ d'action était immense pour les philanthropes de l'un et l'autre sexe. Des œuvres créées par la Fédération abolitionniste internationale, les plus pratiques sont sans conteste les diverses institutions ou sociétés de patronage qui se sont efforcées, dans les grandes villes et les centres industriels, de suppléer à l'insuffisance de la vie de famille, de créer des restaurants, des distractions aux jours de repos, des spectacles, des lectures, des lieux de réunions ou de conférences. Ces mêmes sociétés pourraient faciliter les placements, les mariages, recueillir en cas d'inconduite des parents, ou de misère imprévue, etc. Et ceci doit être fait dans le sens le plus large, dépourvu de tout esprit confessionnel.

1° *Les institutions d'assistance.* — Elles existent depuis longtemps en Suisse et en Angleterre. Elles ont souvent exposé leurs programmes et leurs résultats dans des congrès spéciaux, dont le premier, je crois, fut tenu à Paris en 1889. L'œuvre suisse, entre autres, fit valoir les bons résultats obtenus par ses 57 établissements, où l'on relève des bureaux de placements, écoles de couture, ouvroirs, asiles pour femmes sans abri, auberges pour ouvrières, agences d'émigration, œuvre des arrivantes dans les gares. Voilà tout un programme, dont l'exécution généralisée donnerait des résultats autrement plus heureux que toutes les déclamations sur l'inégalité des sexes.

C'est par l'entente entre elles que nos sociétés françaises pourront agrandir leur action et la rendre plus efficace. D'anciennes sociétés, telles que l'Association du soir, l'Union internationale des amis de la jeune fille, et d'autres plus récentes et plus locales pourraient s'entendre à cet effet, sous le couvert de l'Union sacrée, s'il en est temps encore.

Ces œuvres préventives peuvent aller plus loin et faciliter à la jeune fille l'apprentissage sérieux et complet, par la création d'écoles professionnelles.

Minod cite le succès de la Société de protection maternelle fondée dans ce but par Mme Lemonnier à Paris, de l'École professionnelle de Milan, sous les auspices de Mme Mantegazza, et de bien d'autres, certainement, que j'ignore.

Dans cet esprit s'organisent en ce moment chez nous des écoles hôtelières, des écoles ménagères, et dans un autre sens des sociétés d'assistance mutuelle, des associations coopératives, des restaurants pour ouvrières à portée des usines. A ce mouvement peuvent contribuer les syndicats purement féminins qui existent déjà en France, en souhaitant que le vote des femmes ne les fasse sombrer un jour dans les bas-fonds de la politique locale !

2° *La large ouverture des carrières aux activités féminines.* — Tel est le vœu le plus cher des féministes de tous temps. La guerre vient de le réaliser, au delà de leurs espérances. Outre les usines de guerre, où elles ont pris bravement leur part de la défense nationale, les femmes ont envahi les gares, les tramways, la voirie, les postes. Dans les magasins, les hôtels, les épiceries des grandes villes, elles ont remplacé partout les hommes, bien souvent sans les faire regretter. Dans les administrations militaires ou civiles, dans les banques, dans les grandes maisons de commerce, nous les avons retrouvées secrétaires ou dactylos. A l'avant-garde, les intellectuelles travaillent la physique ou la chimie, préparent les examens de pharmacie, ou les Écoles préparatoires... Et de tout ce grand changement, il est certain qu'il restera quelque chose; car l'on a été à même d'apprécier combien la faible femme, à côté de ses qualités propres, savait à l'occasion trouver en elle d'énergie et de résistance. C'est là, dans l'histoire du féminisme, l'événement le plus considérable qui se soit jamais passé, tel que des siècles de congrès ne l'auraient jamais obtenu. Que la femme sache en profiter avec sagesse, tout en gardant le terrain conquis... mais sans trop se masculiniser.

3º *Le relèvement des salaires féminins.* — Cette augmentation et la possibilité pour la femme de vivre de son travail, doivent encore être rangées parmi les conquêtes, peut-on dire, de cette guerre. Il est même heureux que l'expérience faite, dans une mesure assez large, oblige les sociologues à chercher autre chose, quand ils nous exposeront dans les congrès les causes de la prostitution. Cette industrie, que je persiste à considérer comme inhérente à l'état de société, devenait sous la plume des éloquents rapporteurs des congrès de Bruxelles ou de Londres un phénomène essentiellement économique. Le relèvement du salaire de la femme, lui donnant la possibilité de vivre de son travail, parut à toute une génération la véritable panacée. Et nous avons vu broder sur ce thème les plus émouvantes variations.

Il serait paradoxal de prétendre que le besoin ou la faim n'ont jamais poussé une femme entre les bras d'hommes, auxquels elle se donnait *palam, sine delectu, pro pecunia*. Je soutiens seulement que cette cause, considérée souvent comme la plus habituelle, apparaît au contraire comme tout à fait rare, si l'on veut bien descendre des hauteurs nébuleuses de la philanthropie sur le froid terrain des réalités. Quand ils font leur enquête passagère, le spécialiste du relèvement féminin ou le philanthrope de carrière risquent fort d'être le déversoir de plaidoyers larmoyants, intéressés ou conventionnels, tout comme les bonnes âmes qui se vouent à ces ingrates fonctions. Le véritable confesseur de ces dames, celui auquel on fera les aveux les plus sincères, parce qu'on a souvent besoin de lui, c'est le médecin, et singulièrement le médecin sanitaire, pourvu que celui-ci ait un peu de bonté naturelle, de psychologie ou simplement de curiosité, et qu'il veuille bien dépouiller la mince étoffe policière dont on l'affuble malgré lui. Après Parent-Duchatelet, Barthélemy, Le Pileur, Butte... j'ai, depuis seize ans, renouvelé bien souvent pareille enquête... et voici mes conclusions :

La femme jeune qui se voue à la prostitution, parce qu'elle a faim, parce qu'elle est dans le dénuement absolu, est presque aussi rare que la mythomane de Lombroso. Notez bien que je dis : la femme jeune qui se voue à la prostitution. Moi aussi, je rencontre toutes les semaines, dans la clientèle du Service, des femmes pour qui le fait de prostitution est une nécessité absolue, assurant le vivre et le coucher. Ce sont en général des femmes mûres et plus que mûres, ayant souvent pratiqué, entre vingt et quarante ans, une série d'autres métiers, que la paresse, l'alcoolisme, la bêtise, l'indépendance, le stupre, et quelquefois des circonstances défavorables, leur ont fait abandonner. Finalement elles ont adopté l'encartage officiel, comme plus conforme à leur génie, et la prostitution deviendra pour celles-là, jusqu'à des âges terrifiants, une inéluctable nécessité.

Mais interrogez ces vieilles chevronnées, interrogez également la jeune fille cueillie par la police au cours de ses premiers pas hors des sentiers de la vertu, et vous verrez combien il est exceptionnel de découvrir la faim ou la vraie misère parmi les considérants qui les ont menées à la prostitution ou qui ont décidé de la défloration !

La petite fille de quinze à vingt ans se donne « sans savoir pourquoi », parce qu'il n'y a pas de raison particulière à se refuser, parce qu'elle a obéi à un instinct tout à fait normal qui l'a jetée, dans un coin de mansarde ou sous un bosquet ombreux entre les bras du voisin, de l'ami, du camarade d'atelier. Évoquons Daphnis et Chloé, dont le bon Longus nous décrivit les amours pleines de simplicité champêtre. Or Chloé ne souffrait pas de la faim, pas plus que la petite ouvrière qui vit dans sa famille et gagne quelque argent.

Oui... mais il arrive qu'elle prend goût à ce petit jeu ! Il arrive, chose beaucoup plus grave, que de nouveaux besoins la poussent à tirer quelque profit de ses premières expériences. Il suffit d'une camarade délurée pour apprendre à tout un atelier qu'on peut facilement gagner une broche en simili ou son équivalent au cours d'une promenade du soir, voire même d'une visite dans une discrète petite maison... et la voilà engagée sur cette voie pleine de difficultés qui la mènera de la broche simili au collier de perles, si elle sait jouer de sa beauté ou de son intelligence, mais qui pourra aboutir à l'encartage, si elle ne sait pas résister à l'alcoolisme, au souteneur, aux exigences d'une nature trop sensible, ou simplement si elle est franchement stupide, ce qui est la plus banale et la plus fréquente des explications.

Voyez ce qui s'est passé pendant la guerre. Vous avez encore à l'esprit la hausse formidable des salaires féminins, dès le début, dans les usines de l'État, et par contre-coup dans la plupart des corps de métier, à une époque où la vie n'était pas encore trop chère. Ce qui advint alors a la valeur d'une immense expérience, telle que les sociologues les plus audacieux n'auraient jamais osé la rêver, telle que Wells lui-même, dans ses visions d'avenir, l'aurait à peine conçue. Or qu'avons-nous vu ?

Nous avons vu l'ouvrière, assurée de sa nourriture

et de son gîte, étendre immédiatement sa concupiscence sur le superflu, poussée par ce même mobile, si délicieusement féminin, qui fait affirmer à toute femme du monde, au moment des changements de mode, qu'elle « n'a plus rien à se mettre ». On vit des colliers précieux orner les nuques les plus roturières et des bas de soie mouler des chevilles robustement campagnardes. On vit de matinales vendeuses des Halles ensevelies sous des fourrures de prix, les charcutières comprimer sous des corsages de soie leurs généreuses poitrines, et les filles de nos laitiers exhiber d'éblouissantes pierreries. Dans les petits villages du centre industriel où j'étais affecté en 1918, j'ai vu apparaître et fructifier toutes les petites industries de luxe qui vivent de l'éternel désir féminin. Et l'ensemble en était chatoyant et agréable, car, en France, la grâce et le goût ne perdent jamais leurs droits.

Mais chez la femme la possession appelle le désir, car seule compte la chose désirée. Sur ce terrain également, la femme ne laissa plus à l'homme le soin de l'initiative et fit son choix, variable suivant que la satisfaction des sens ou l'envie d'une parure en était le mobile. La loi de l'offre et de la demande fut souvent inversée.

Je n'oserais dire que la morale pure y gagna quelque chose, car, à côté de ces choix librement consentis et obéissant à des instincts difficiles à réprimer, j'ai pu assister, dans ces mêmes villages, à l'éclosion de petits bouges innommables, cafés, bars, hôtels meublés, où quelques braves filles muées en bonnes à tout faire, représentaient la prostitution officielle, sous l'œil paternel du garde champêtre de l'endroit.

Le résultat, tout le monde le connaît : une épidémie formidable de maladies vénériennes, leur extension dans les campagnes les plus saines, comme aussi, il faut le dire, à des niveaux de l'étiage social relativement indemnes jusqu'ici. La navette du front à l'intérieur et de l'intérieur au front servait de véhicule à tous ces germes, dont là propagation s'est faite, en dépit de toutes les circulaires, dans des proportions encore inconnues. Or, pour le médecin, tout est là. Il m'apparaît comme démontré que la femme, délivrée du souci de vivre, se donnera un peu moins *pro pecunia,* mais qu'elle se donnera un peu plus pour la joliesse d'une parure, une réalisation sentimentale, ou la satisfaction de ses sens. Et comme tout cela se ramène au contact des muqueuses, condition nécessaire de l'échange des spirochœtes, ceux-ci se répandront comme par le passé, insoucieux des motifs excusables, moraux ou secrets, qui l'ont déterminé.

En vérité, je vous le dis : Pour être un progrès véritable au sens humain du mot, l'amélioration matérielle doit être accompagnée de l'amélioration morale, de l'éducation. Or l'une mène à l'autre, et il n'est pas défendu d'espérer pour l'avenir une hausse générale des caractères, des intelligences et des volontés, trempés au feu de cette guerre, au cours de laquelle, on ne saurait trop le répéter, notre France si décriée s'est montrée au dessus de tout, et même au dessus d'elle-même. Bien plus que la misère, j'ai toujours vu la paresse, l'ignorance et la bêtise à la base de toutes les prostitutions. C'est là que doivent maintenant porter les efforts de tous ceux qui se sont donnés la généreuse et ingrate mission d'en étudier les causes en vue de sa disparition.

B. — Mesures de protection

En attendant l'âge d'or de la régénération morale, il est juste que la Société prenne des mesures pour protéger les victimes de l'état actuel contre les tentations ou les violences, que la luxure ou le profit en soient les mobiles. D'où une série de lois ou de projets de lois que nous pouvons ranger sous trois chefs, suivant qu'ils concernent le séducteur, le souteneur, ou la jeune fille mineure plus spécialement.

a) *Contre le séducteur*

Il est simple et logique de penser que la prostitution sera radicalement supprimée du jour où la Société aura donné à la femme de sérieux moyens de défense contre les tentatives de séduction. Cette conception qui admet *a priori* que la femme, née vertueuse, veut toujours se défendre, fut celle que soutint de tous temps le Professeur Gaucher. On la trouvera, très éloquemment exposée, dans son rapport du congrès de Londres (1913), fait en collaboration avec Gougerot, dont l'esprit pratique ne s'est pas longtemps ttardé dans ces nébuleuses régions.

Toute une série de mesures a été proposée dans le but d'établi.' la responsabilité pécuniaire, civile et pénale, du séducteur, sain ou malade.

1° *La recherche de la paternité.* — Il a été tellement dit et écrit sur ce sujet, que je dois me contenter de le signaler, sous peine d'être entraîné à des controverses indéfinies. Avant la guerre, un projet de loi a été adopté devant la Chambre. La guerre a amené une telle perturbation dans les origines réelles des nouveaux-nés, qu'il sera peut-être imprudent de l'appliquer trop tôt. Il n'empêche que cette loi existe en Angleterre, où elle contribue certainement à entretenir un certain respect de la virginité, indéniable chez nos voisi s. Avec toutes les précautions nécessaires dans une pareille recherche, si accessible au chantage, cette loi sera, pour beaucoup, un épouvantail de quelque effet.

2° *La recherche du séducteur.* — *L'attribution à la jeune fille déflorée des droits de l'épouse légitime,* avait été réclamée, avant Gaucher, par le Professeur Neisser au congrès de Bruxelles. Cette idée est du même ordre que la précédente, mais d'une réalisation encore plus délicate. Car si le nouveau-né n'est pas estampillé, la défloration l'est encore moins, et la recherche de la cause en pareil cas me paraît un problème presque insoluble, étant donné l'absence au moins habituelle de témoins.

« La chose est simple, nous disait à Londres le professeur Gaucher, vous n'avez qu'à vous passer de contrôle et à croire toujours la femme sur parole, comme en Angleterre. Ce sera à vous à ne pas vous exposer à la possibilité d'une accusation ! »

Notre bon Maître exagérait, me semble-t-il. Il était célibataire, savant, quelque peu stoïcien, détaché de bien des réalités, toutes conditions pouvant expliquer l'éclosion d'aussi généreuses pensées, qui prouvent surtout la noblesse d'âme de celui qui les a conçues.

Cette confiance est loin d'être générale, même parmi les célibataires. Il me souvient d'avoir retrouvé dans un vieux cartulaire le texte de l'inscription du xıı[e] siècle, par laquelle Dom Guigues, prieur des Chartreux, interdisait au sexe dit faible l'entrée de cet admirable val du Guiers, qui était leur domaine :

« Nous ne permettrons jamais aux femmes d'entrer dans notre enceinte, car nous savons que ni le sage, ni le prophète, ni le juge, ni l'hôte de Dieu, ni ses enfants ni même le premier modèle sorti de ses mains, n'ont pu échapper aux caresses ou aux tromperies des femmes. Qu'on se rappelle Salomon, David, Samson, Loth et Adam lui-même. Et qu'on sache bien que l'homme ne peut cacher du feu dans son sein sans que ses vêtements soient embrasés, ni marcher sur des charbons ardents sans se brûler la plante des pieds. »

Le précité Salomon, qui devait être un connaisseur, puisque le livre des Lois (Chap. XI) dénombre ses sept cent femmes princesses et ses trois cent concubines, a une opinion également péjorative :

« Le miel, dit-il, coule des lèvres d'une courtisane, sa bouche est plus douce que l'huile, mais elle laisse des traces plus amères que l'absinthe et plus cruelle que l'épée à deux tranchants. »

Le professeur du Collège des sciences sociales, chez qui je trouve cette citation, ajoute qu'on ne peut décrire plus significativement les symptômes de la blennorrhagie. Cette conclusion me paraît un peu précipitée. Je croirais plutôt qu'en ces paroles figurées, Salomon épanchait l'amertume causée par une de ces déceptions amoureuses auxquelles son cœur, resté jeune, se laissa prendre jusqu'à la fin.

Ne pas s'exposer à la *possibilité* d'une accusation ! Et le moyen ? Puisque le professeur Gaucher nous citait l'Angleterre en exemple, permettez-moi de rappeler une des nombreuses historiettes qui courent, sur ce sujet, dans ce pays :

Un Monsieur fort bien se trouvait un jour tout seul dans un compartiment de première. Monte une dame relativement jeune. Le Monsieur, après un coup d'œil, allume paisiblement un cigare. Entre le départ et la première station, la dame se pend éperdument à la sonnette d'alarme. Arrive le chef de train, auquel la dame explique, avec une grande agitation, qu'elle vient d'être victime de la part du Monsieur de tentatives violentes, auxquelles elle n'a pu complètement échapper. En Angleterre, cela coûte assez cher, et un policeman est requis : à celui-ci le Monsieur, toujours resté immobile à sa place, montre froidement la cendre de son cigare, longue de trois centimètres, preuve irréfutable que, depuis le départ, il n'avait pu se livrer à aucun mouvement intempestif. Et la dame fut pipée !

Si non e vero....

Voilà à quoi sont réduits d'honnêtes gens dans un pays où, en certains cas du moins, les dames sont crues sur parole !

3° **La responsabilité pécuniaire ou pénale du séducteur ou du déflorateur.** — Cette proposition procède du même esprit que la précédente et soulève les mêmes objections. Au contraire du professeur Gaucher, je la crois moins théorique et plus susceptible d'une discussion. Car il est des cas où la victime peut invoquer certaines preuves, telles que lettres ou aveux devant témoins, qui permettraient d'établir l'authenticité de la séduction ou de la défloration, en même temps que les promesses fallacieuses qui auraient déterminé la chute. Dans l'état actuel de la législation, en dehors du viol, de l'attentat public à la pudeur, il n'y a aucune sanction

ossible. Mais il n'est pas défendu d'imaginer que
ertaines espèces particulières, dans ce genre de
anœuvres, puissent être transformées en délits,
usticiables des rigueurs de nos tribunaux. Ainsi en
nt décidé quelques jugements, dans des cas bien
éterminés où l'abandon de la femme enceinte, ou
èred'un enfant, sans moyens d'existence, put être
ettement établi par des lettres ou des aveux.

On le voit, ce principe me paraît défendable. Mais
ar contre, je considère comme radicalement faux
'argument mis à la mode par les littérateurs, les-
uels nous représentent toujours la pauvre ouvrière
e débattant entre les bras d'un sadique bourgeois.
ans son rapport au congrès de Londres, le profes-
eur Gaucher nous attendrissait avec trois anec-
otes de ce genre où le fils de famille, le patron et
e contre-maître jouaient le rôle le plus cynique,
roussant, violant et engrossant comme de simples
ettres de Maurice Maindron.

Tout cela, c'est de la littérature bonne pour les
héâtres extérieurs, les réunions libertaires ou les
édérations de vieilles filles vertueuses Je ne veux
as faire état des confessions que j'ai recueillies
oi-même parce qu'elles ne font que corroborer
es affirmations antérieures. Je renverrai à un ouvrage
éjà vieux de Parent-Duchatelet, qui, à Lourcine,
en 1882, s'est astreint à rechercher l'origine de la
défloration sur 535 petites femmes, qui, si elles
avaient quelque intérêt à mentir, l'auraient fait

dans le sens opposé à la thèse que je soutiens. En voici les résultats :

Dans une proportion énorme, les ouvriers de toutes sortes, sur bois, sur métaux, sur cuir, maçons, domestiques occupent une place prépondérante dans cette œuvre de défloration, 89 0/0 exactement, nous dit Duchatelet. Les ouvriers agricoles ont une part réduite, parce que cette statistique est faite en un milieu parisien. Mais ceux-ci se rattrapent dans une enquête faite en province où, sur 72 déflorations, il en est exactement 34 qui leur reviennent.

Le milieu bourgeois fait son apparition avec les voyageurs de commerce, les artistes, les étudiants et les officiers, puis quelques marchands de vins, commerçants (à noter le succès des bijoutiers) et industriels. Enfin très loin derrière, quelques rentiers, médecins, avocats, professeurs.

« Les riches paient le bouquet fleuri, ils ne cueillent pas la première floraison » a dit Guy de Maupassant, qui avait quelque raison d'être amer. La vérité est là ; et celui qui compterait sur la découverte du déflorateur pour assurer l'avenir de la petite ouvrière, se préparerait de singulières déceptions. Je le répète, l'enfant qui se donne ne cède pas à la faim, ni à la force ; elle se donne au plus proche, voisin, ami, cousin, parent, compagnon de travail, parce que cela lui fait plaisir La gentille petite Louise, de Charpentier, n'avait pas d'autres raisons de quitter sa famille, et les plaidoyers de son séducteur frisent simplement le ridicule, parce qu'ils s'efforcent d'expliquer par des formules grandiloquentes une chose, condamnée par les principes sociaux, mais qui est simple et naturelle en soi.

4° *Le délit de provocation publique à la débauche*. — Voilà l'arme la plus sérieuse, celle que devrait posséder l'arsénal de nos lois depuis bien des années, et qui est utilisée avec succès en quantité de villes scandinaves, suisses, anglaises ou américaines. Le jour où un satyre en rut, poursuivant une petite ouvrière, se verra conduit au poste, et de là devant le tribunal correctionnel, son tempérament en sera refroidi. Je ne fais d'ailleurs que signaler l'importance de cette question, devant la traiter complètement au chapitre suivant, en rappelant les propositions très étudiées de la Commission extra-parlementaire sur le délit de racolage. Il est simplement regrettable que les sanctions ne soient pas un peu plus sévères ; ce qui fut rendu impossible par l'attitude des « amis de la prostituée » qui craignaient d'entraver par ces dispositions sa libre divagation au travers des rues.

5° *Le double délit de contamination intersexuelle*. — Telle est l'institution qu'avaient réclamée au congrès de Bruxelles les délégués français Landouzy, Queyrat, Gaucher et Gailleton, envisageant ainsi la réparation civile ou pénale de la contamination.

a) *La responsabilité civile* en cette matière est établie par les articles 1382 et 1383 du Code civil. Les discussions du congrès de Bruxelles, de la Société de Prophylaxie et de la Commission extra-parlementaire ont démontré qu'un texte nouveau n'était pas nécessaire et qu'il s'agissait simplement d'appliquer les anciens dans les cas, assez rares, où l'on pouvait établir nettement le préjudice, la faute, les relations de cause à effet entre la faute et le pré-judice.

Sur ce point comme sur beaucoup d'autres, les textes n'ont pas changé ; mais la jurisprudence a évolué en les interprétant dans un sens plus large. Il a suffi d'assimiler « la communication du mal vénérien par un mari à sa femme, à une injure ou à un sévice grave vis à vis de celle-ci, lorsqu'il est démontré qu'avant tout rapprochement le mari avait conscience de son état pathologique et de ses consé-quences (Jugement du tribunal de Compiègne, 25 avril 1894). Auparavant, la Cour de cassation (3 janvier 1893) jugeant sur un arrêt du tribunal civil de Bordeaux, avait établi que l'amende accordée n'était point une pension alimentaire, mais bien une indemnité fondée sur la responsabilité encourue par le mari.

Il est enfin classique de rappeler le jugement bien connu du tribunal civil de la Seine (29 janvier 1903) qui accorda à une jeune mineure syphilisée une somme de 12.000 fr., à titre de dommages-intérêts « la communication d'une maladie vénérienne constituant une faute, alors même qu'elle n'a pas eu lieu intentionnellement et qu'elle résulte d'une imprudence ou d'une négligence de celui qui en est atteint ».

Ces cas sont très disséminés, car la preuve est difficile à établir. Et, d'autre part, la divulgation de la maladie, conséquence de la plainte, arrête bien des victimes ; considération qui n'enlève rien à l'intérêt de cette interprétation.

b) *La responsabilité pénale* a, elle aussi, été interprétée différemment dans ces dernières années ; tant il est vrai que l'on peut extraire des vieux textes des sens diamétralement opposés.

Au congrès de Bruxelles, en 1902, M. Le Foyer s'était élevé avec véhémence contre l'idée d'assimiler la transmission de la syphilis aux blessures et maladies infectieuses, et de la faire tomber sous le coup des articles idoines du Code pénal. Or voici qu'en 1906, le Professeur Le Poitevin et M. Feuilloley, avocat général à la Cour de cassation, s'entendirent pour demander cette assimilation. Ils démontrèrent subtilement que le mot « blessures » prévoyait aussi les maladies, et que la loi qui punissait les empoisonnements alimentaires pouvait fort bien s'appliquer aux maladies infectieuses. En conséquence ils firent voter par leurs collègues le projet de loi suivant :

« Les pénalités prévues par les articles 309, 310 ; 311, 319 et 320 du Code pénal sont applicables suivant les dispositions y contenues à la communication des maladies vénériennes.

« La poursuite ne pourra être exercée que sur la plainte des personnes intéressées, lesquelles pourront toujours en arrêter l'effet. »

Or l'article 309 punit d'un emprisonnement de 2 ans à 5 ans et d'une amende de 16 à 2.000 francs, tout individu qui, *volontairement*, aura fait des blessures ou porté des coups... L'article 310 prévoit et punit la préméditation, l'article 311 réduit la peine quand il n'y a pas eu d'incapacité de travail ; les articles 319 et 320 punissent de peines beaucoup plus légères, les délits commis involontairement, par maladresse, imprudence, etc.

En mon cœur, je me réjouis de ce vote, car j'ai toujours soutenu qu'il fallait savoir utiliser les vieilles armes sans en demander sans cesse de nouvelles, de fabrication plutôt lente. Et j'admire sans réserve, l'habileté des vrais légistes à faire rendre à un texte un peu torturé le sens qui convient. Mais M. le conseiller Denis, présent à la même séance, est venu empoisonner ma joie. Il a doucement fait remarquer que cette interprétation nouvelle, donnée en 1905, d'un article du Code promulgué en 1810, pouvait fort bien n'être ni très limpide, ni très définitive et qu'il fallait toujours compter avec les évolutions de la jurisprudence ! De ces longues et minutieuses discussions, on trouvera les échos dans l'intéressant ouvrage du Dr Fiaux sur le Délit pénal de contamination intersexuelle. (1907.)

b. — *Contre le proxénétisme*

Dans tous nos Congrès, et quelles que soient les divergences d'opinion, il y eut toujours unanimité pour reconnaître l'action prépondérante du proxénétisme dans la génèse de la prostitution, et la nécessité de la réfréner par de vigoureuses sanctions. Cette unanimité ne s'est pas retrouvée quand il s'est agi de considérer comme tels les tenanciers de maisons publiques. La question a donc deux faces, que nous envisagerons successivement.

1° *Les souteneurs et racoleurs.* — Nous comprenons sous ce titre, non seulement le classique apache mi-sentimental, mi-assassin, chanté par Bruant, mais encore les trafiquants de toutes sortes, de l'un et de l'autre sexe, qui raccrochent, débauchent, embauchent d'un bout du monde à l'autre bout; forte organisation, solidement constituée et dirigée, qui, pour être dépourvue de statuts et de syndicats officiels, n'en exerce pas moins une action des plus puissantes sur le marché de la luxure mondiale, dont elle contribue, pour la plus large part, à créer, à entretenir et à satisfaire les excès.

Ce caractère international du proxénétisme n'avait pas échappé aux gouvernements. Au congrès de

Londres en juin 1899, leurs représentants obtinrent la création d'un comité international permanent relié aux comités nationaux. Aux congrès suivants à Amsterdam en 1901, à Paris en 1902, à Francfort en 1903, d'excellentes mesures furent décidées concernant l'embauchage, l'extradition des coupables, la transmission des commissions rogatoires et la protection des femmes, discussions qui furent consacrées par l'arrangement international du 18 mai 1904. La ratification des puissances vint ensuite, plus ou moins vite. Mais il faut reconnaître que la question fut abordée et réglée, en France, avec une grande rapidité.

La loi du 27 mai 1885 était manifestement insuffisante. Elle fut modifiée par la loi du 3 avril 1903, qui s'attacha surtout à préciser les conditions du proxénétisme et à aggraver les sanctions édictées par les articles 334 et 335 du Code pénal. Les peines vont de six mois à trois ans de prison et de 50 à 5.000 francs d'amende; et la définition du coupable est assez large pour qu'y soient compris les proxénètes de toutes sortes, avoués ou cachés.

Cette loi est dans tous les codes et dans la plupart des ouvrages traitant de la prophylaxie. Nous ne voulons pas en rappeler les termes, mais seulement en signaler deux points faibles qui sont, tous les deux, contenus dans son début.

Art. 334. — Sera puni d'un emprisonnement de six mois à trois ans et d'une amende de 50 à 5.000 francs :

1° Quiconque aura attenté aux mœurs, en excitant, favorisant ou facilitant habituellement la débauche ou la corruption de la jeunesse de l'un ou l'autre sexe au dessous de l'âge de 21 ans...

On voit tout d'abord que toute liberté est laissée aux proxénètes pour agir sur les majeures pourvu qu'ils n'emploient aucune violence, ni autre circonstance aggravante. La commission extra-parlementaire a jugé cette liberté excessive. Réunissant dans son nouvel article 334 tout ce qui concerne la prostituée âgée de moins de 21 ans, elle a proposé à sa suite un article 335 complètement modifié ainsi conçu :

Art. 335. — Sera puni d'un emprisonnement de 1 mois à 1 an et d'une amende de 50 à 2.000 francs, quiconque, pour satisfaire les passions d'autrui et dans un but de lucre, aura embauché en vue de la débauche un individu majeur de l'un ou l'autre sexe, même avec son consentement ; ou aura habituellement et directement exploité sa prostitution. »

D'autre part le mot « habituellement » entraîne bien des difficultés. — Où commence l'habitude ? Où finit-elle ? Et ces difficultés ne sont pas simplifiées par la définition du « souteneur ». D'après la loi du 3 avril 1903, le souteneur est celui qui aide, assiste ou protège la prostitution sur la voie publique *et* en partage sciemment les profits. Comme l'a très bien fait remarquer M. Adler, commissaire de police à Lyon, dans son rapport de 1917, il faudrait rempla

cer *et par o* u, l'un de ces délits étant à lui seul suffisant pour créer le proxénétisme.

Ce sont là défauts véniels. En réalité la Société
est suffisamment armée contre le proxénète ; l'essentiel serait d'utiliser ces armes trop souvent émous-
sées entre les mains de juges formalistes ou de jurés
sentimentaux.

Des exemples seraient d'autant plus nécessaires
que le pourvoyeur se déguise de façon plus habile.
Il prend les formes les plus imprévues, les allures
les plus honnêtes : garçon d'hôtel, marchand de vin,
voyageur en parfumerie, placier, bonne dame bienfaisante. On trouve cette dernière à la sortie des
hôpitaux, des tribunaux, des bureaux de placement.
Les quatrièmes pages de journaux abondent en
offres suspectes de places largement rétribuées à
l'étranger... Plus grandement opèrent les chefs dans
l'Europe Orientale, dans les Balkans, dans les pays
pauvres, générateurs de filles robustes et saines, dans
les ports, d'où on les envoie dans les grandes villes
de l'Égypte ou de l'Amérique du Sud.

N'insistons pas sur ce tableau bien connu du
proxénétisme international, mais reconnaissons que
sa répression vigoureuse entraînerait la disparition
de la partie la plus répugnante et la plus odieuse de
la prostitution.

2° *Les tenanciers de maison publique.* — Il
faut quelque effort d'imagination pour comprendre

pourquoi, à côté du proxénète traqué par la police,
arrive le tenancier qui est presque un personnage
officiel ! La commission extra-parlementaire a consacré cependant la plus grande partie de ses séances
sur ce sujet en 1905, à la maison de tolérance, énergiquement défendue par MM. Bérenger, Hennequin,
Bulot, plus énergiquement attaquée par MM. Gidé,
Turot, Feuilloley, Augagneur, etc. Mais c'était une
façon détournée d'attaquer l'édifice réglementariste
actuel dont cette institution est la pierre angulaire.
Car le rôle des maisons de tolérance est de plus en
plus réduit ; le nombre total de leurs pensionnaires, en
France, est insignifiant, à peine un dizième des inscrites, un centième des clandestines, et elles disparaissent chaque jour, remplacées par des maisons de
rendez-vous, déclarées ou non, ce qui ne fait
reculer les limites du problème, en le re' -   . que
peu plus difficile à résoudre. Si donc ᷍   ...udant un
ont eu une place d'honneur dans l'   ...es tenanciers
proxénétisme, ils le doivent ᷍   ...a discussion sur le
sentalif. En somme on   ...a leur caractère repré-
principe. Et c'est ·   ... discutait une question de
scinder leur ét'·   pourquoi je crois, pour ne pas
à la partie   ...ude, devoir renvoyer cette discussion
ment ''   ...administrative à laquelle elle est intime-
    ...uée.

C. LES MESURES DE RELÈVEMENT. — LA PROSTITUTION DES MINEURES

La protection et le relèvement des mineures tombées dans la prostitution apparut de tout temps comme l'œuvre la plus nécessaire, la plus urgente, aussi bien aux médecins qu'aux moralistes. Par douzaines ont été publiées les statistiques démontrant de façon péremptoire qu'une jeune fille prostituée est presque fatalement syphilisée dans les deux premières années. On les trouvera dans tous les ouvrages traitant de la syphilis.

Pour m'en tenir aux plus habituelles références, je rappellerai l'ouvrage du Dr Commenge sur la Prostitution clandestine (1897) où sur 12.615 mineures arrêtées à Paris de 1878 à 1887, il a noté 4.712 malades, dont 2.051 syphilis — soit 37 0/0 de morbidité, au lieu qu'elle est seulement de 22 0/0 sur les 14.392 majeures arrêtées dans le même temps.

Le Dr Le Pileur (conférence de Bruxelles) a patiemment interrogé 718 syphilitiques dans son service de Saint-Lazare. Sur ce nombre, 519 ont commencé à se livrer à la prostitution entre 13 et 20 ans, et 199 seulement après cet âge. Sur ces 718 syphilitiques, 69 avaient contracté leur maladie avec les premiers séducteurs, avant toute prostitution, 489 l'avaient prise au cours de la première année, 101 l'année suivante et 59 plus tardivement.

En somme 91 0/0 de ces femmes avaient pris leur maladie dans les premières années. A la même conférence, Jullien, de Saint-Lazare, sur 123 chancres traités dans son service en note 80 chez les mineures et 43 chez les majeures, avec maximum à 18 ans.

Mêmes résultats avec Martineau, Edmond Fournier, Sperck, Nicostz, pour la Russie, Tait pour l'Écosse, Richelot pour l'Angleterre. Inutile d'accumuler les chiffres. Il est bien certain que plus de la moitié des prostituées sont mineures à leur début, et qu'elles sont, au même moment, en pleine période de contamination. J'ai quelque tendance à croire que celui qui refera maintenant ces statistiques déjà anciennes, trouvera des proportions encore plus considérables de mineures syphilisées.

Ces assertions paraissent encore plus indiscutables à ceux qui ont eu mission de donner leurs soins à cette catégorie de femmes. On peut même ajouter que l'on trouve, entre 16 et 20 ans, avec des accidents contagieux bien complets, le maximum d'ignorance, de malpropreté et de manque de soins.

Du fait même de leur minorité, et du danger qu'elles représentent, aggravé par une inconscience dont on ne peut se faire une idée, ces enfants ont droit à la protection de la Société, que celle-ci agisse par l'intermédiaire de ses représentants qualifiés (mesures légales) ou d'œuvres privées visant le même but (mesures d'ordre privé).

1° *Mesures légales*. — Il est curieux de constater qu'une préoccupation aussi légitime se soit exprimée aussi tardivement dans nos parlements. La campagne du sénateur Th. Roussel date de 1882, et elle aboutit à la loi de juillet 1889 sur la protection des enfants moralement abandonnés. On sait que cette loi déterminait les règles relatives à la déchéance de l'autorité paternelle, et autorisait la Chambre du Conseil du Tribunal à remettre les victimes à l'Assistance publique ou à tout autre établissement ou personne autorisée.

Mais, comme il arrive trop souvent sur ce terrain administratif encombré de traditions qu'on prend pour des règles, la procédure était interminable. Elle se fait suivant les formes prescrites par les articles 892 et 893 du code de procédure civile... dont je vous laisse le soin d'apprécier la simplicité.

Aussi les applications de cette loi sont-elles restées relativement rares.

On essaya en 1892 d'assimiler au vagabondage le fait de la prostitution des mineures, ce qui permettait au moins, dans certains cas urgents, l'envoi dans une colonie pénitentiaire. Mais des légistes retors démontrèrent que la prostituée ne pouvait être une vagabonde, puisqu'elle avait des moyens d'existence, tirés de ladite prostitution ! En sorte que l'on continue avec sérénité à les inscrire ou à les rendre à la rue.

Cette situation fut exposée en 1905 devant la

Commission extra-parlementaire par M. Bérenger où elle fit l'objet de discussions passionnées, mais courtoises, car tout le monde était d'accord sur le principe d'une intervention.

Cette discussion mériterait une analyse très détaillée, si la loi du 11 avril 1908 n'avait été votée par le Parlement, faisant preuve en l'espèce d'une louable diligence. Comme cette loi s'inspire, en grande partie, des considérants et des conclusions de la Commission extra-parlementaire, il me paraît suffisant d'en rappeler les articles les plus importants :

Tout mineur de dix-huit ans, qui se livre habituellement à la prostitution, est appelé à comparaître devant le Tribunal civil en Chambre du conseil, qui décide, suivant les circonstances, s'il doit être rendu à ses parents ou placé, soit dans un établissement public spécialement organisé, soit dans un établissement privé régulièrement autorisé, soit chez un parent ou un particulier, pour y être retenu jusqu'à sa majorité.

Ces mesures peuvent être prises, soit sur demande des parents, soit à la suite de procès-verbaux, les intéressés ou parents ayant été avisés.

Ces établissements sont tenus de donner aux mineurs un enseignement suffisant pour les mettre en état d'exercer, à leur sortie, une profession ou un métier. Pendant leur séjour, on leur constitue un pécule qui leur facilitera l'entrée d'une carrière préparée par l'éducation professionnelle.

Si l'amendement du mineur paraît justifier sa remise à ses parents, ou son placement, il pourra en être ainsi décidé par le conseil de surveillance de l'établissement — ou par la Chambre du Conseil, en dernier ressort.

Un décret ultérieur (13 juin 1910) a précisé les conditions d'ouverture et de gestion des établissements de réforme publics et privés destinés à recevoir les prostituées mineures.

Réflexions. — Voici une belle et bonne loi, élaborée par la Commission la plus qualifiée et adoptée, sous l'égide de M. Clemenceau, par l'unanimité du Parlement.

Or le sort de cette loi est un des plus beaux exemples de la vanité des meilleures intentions, lorsque leur réalisation n'est pas assurée par la persévérance des créateurs, et l'active bonne volonté des collaborateurs.

Il est facile de comprendre que tout l'édifice repose sur la création d'établissements spéciaux destinés à recevoir, à entretenir et à éduquer les mineures arrachées par la justice à la prostitution.

Or ces établissements n'ont pas été créés. Tout simplement. Quelles que soient les difficultés auxquelles on s'est heurté dans leur institution, le fait est là.

Encore pouvait-on, comme l'indiquait la loi, se mettre en rapport avec les associations privées déjà existantes, et les soutenir pécuniairement, tout en leur laissant leur liberté d'action.

C'est ainsi que fut résolu le problème en Angleterre, lorque la Chambre des Lords vota, en 1885, un amendement protégeant les mineures contre les séductions de toutes sortes. L'État ne créa aucun établissement, mais quantité d'œuvres de préservation, refuges, écoles industrielles ou de réforme furent fondées ou agrandies par l'initiative individuelle. La réglementation fut la suivante : liberté entière laissée aux fondateurs pour la direction et l'administration — pouvoir légal d'y retenir les enfants — subvention du Gouvernement avec droit de contrôle. Il semble que le résultat en ait été excellent.

Qu'est-il arrivé chez nous ?

D'abord la majorité des policiers ont vu d'un mauvais œil cette combinaison qui allait les obliger à des enquêtes délicates tout en leur enlevant le pouvoir judiciaire qui leur facilitait bien des choses. Il n'est pas démontré que l'on ait toujours mis dans les ententes avec les établissements privés tout le doigté nécessaire.

Ensuite les fondateurs de ces établissements ont accueilli assez mollement les ouvertures faites à ce sujet. Suivant son immuable coutume, l'État s'est présenté avec de maigres subsides et des prétentions de contrôle qui pouvaient faire croire à la mainmise. Chacun sait qu'il n'en est rien en réalité.

L'État exige surtout des papiers, des flots de papiers, après quoi il est content. Mais ces prétentions ne furent cependant pas du goût de la plupart des directeurs privés qui ne purent s'entendre sur les frais d'entretien, les prélèvements à effectuer sur les produits du travail, et finalement préférèrent garder leur complète autonomie.

Alors, les tribunaux, après quelques tentatives infructueuses de placement, se lassèrent peu à peu et arrivèrent assez vite à se désintéresser de ces nouvelles attributions où tout leur zèle ne pouvait aboutir, faute de collaboration.

Et, par une triste ironie des choses, cette loi, conçue dans le meilleur esprit, s'est retournée contre ses propres intentions. Car, depuis sa promulgation, il devient simplement impossible aux inspecteurs de police, pas plus qu'aux médecins, de s'occuper, à quelque titre que ce soit, des mineures, saines ou malades. Elles ont droit de s'insurger, aussi bien contre la séquestration, même si elles sont délinquantes, que contre l'envoi à l'hôpital, même si elles sont couvertes de plaques muqueuses. En sorte que la seule solution consiste à les déposer délicatement dans la rue, où on les a cueillies, jusqu'à ce que l'âge légal permette leur inscription, comme par le passé. En attendant, fortes de leur état de minorité, elles répandent abondamment autour d'elles leurs grâces juvéniles avec leurs maladies.

Pour ne pas laisser à ce triste tableau cette teinte trop sombre, je dirai cependant qu'il se trouve encore dans bien des villes des commissaires énergiques pour obliger les malades au traitement sans leur demander la permission. Il se trouve également des médecins bienveillants qui arrivent à les convaincre de l'utilité d'une médication. L'un ou l'autre arrive même quelquefois à les décider à tenter le séjour dans une œuvre de relèvement.

2° **Mesures privées.** — Car ces œuvres existent, c'est incontestable et l'on ne dira jamais assez combien elles renferment de vrais dévouements, à côté de quelques associations trop confessionnelles ou coutumières de la philanthropie à 20 p. 100. Seulement ce sont celles-là qui font le moins de bruit — pas assez à mon avis. Dans la ville de Lyon, plusieurs œuvres s'occupent des mineures sortant de prison ou de l'hôpital : l'Office Central de Charité, le Refuge Saint-Michel, le Refuge de la Compassion, la Maison de la Solitude, la Société de patronage des libérées, enfin l'Œuvre des jeunes filles libérées, plus spécialement vouée au relèvement des mineures que les tribunaux leur confient. Toutes les grandes villes en ont autant sous diverses formes.

En France, nous connaissons l'Œuvre libératrice de Mme Avril de Sainte-Croix, le Comité de défense des enfants traduits en justice, la Société pour la répression de la traite des blanches... et combien d'autres dont la liste est dressée toutes les années par le ministère de l'Intérieur. C'est dans le développement de ces œuvres, dans leur entente avec l'administration, que se trouve la solution du problème, maintenant plus que jamais, car la création de nouveaux établissements ne saurait être de longtemps envisagée.

CHAPITRE IV

PROPHYLAXIE
LÉGALE ET ADMINISTRATIVE

Posons de suite, sans avoir la prétention de la résoudre, une question préalable, grosse d'interminables discussions.

L'État a-t-il le devoir de légiférer en une matière aussi intimement liée à la liberté individuelle que celle des rapports sexuels ? Étant intervenu pour réduire au minimum les sources et les risques de la prostitution, ainsi que les chances de contagion dans la vie courante, n'outrepasse-t-il pas ses droits en voulant entraver pour certains le libre usage de leur personne, même si cet usage devient un abus ?

La question ainsi posée présente un côté philosophique, bien digne de tenter les esprits élevés, possesseurs d'une bibliothèque sérieuse. L'occasion est excellente pour relire les Livres XI et XII de l'*Esprit des lois ;* en quelques principes, toujours suivis d'exemples savamment choisis, Montesquieu y traite de façon définitive, semble-t-il, la question ardue des rapports du droit du citoyen avec la liberté politique donnée par la Constitution. Parcourez également dans le *Contrat Social* les pages pleines d'idées où Jean-Jacques définit « cette forme d'association qui défend et protège de toute la force commune la personne et les biens de chaque associé, et par laquelle chacun, s'unissant à tous, n'obéisse pourtant qu'à lui-même et reste aussi libre qu'auparavant ». Vous pourrez subtiliser sur le double sens, naturel et civil, du mot liberté, et méditer le chapitre des lois. Tout cela implique quelques loisirs, qui, malheureusement sont refusés à la plupart d'entre nous.

D'un point de vue plus étroit, et plus moderne, il est encore permis d'envisager la question. Elle fit l'objet, en 1899 et en 1902 à Bruxelles, de deux conférences internationales aussi remarquables par la profondeur des aperçus que par l'abondance des discussions entre partisans de la loi et défenseurs de la liberté individuelle, tous qualifiés d'ailleurs par leurs titres et leurs études antérieures. On entendit la plupart des maîtres vénéréologues, le professeur Fournier, de Pétersen, de Amicis, Bertarelli, Barthélemy, Neisser, Lassar et autres, défendre le principe de la réglementation, énergiquement attaqué par Blaschko, Fiaux, Augagneur pour son inutilité, par Mᵐᵉ Avril de Sainte-Croix, au nom de la dignité féminine, par le pasteur Pierson, au nom de la morale pure, par Schmolder (de Hamm) au nom de la morale chrétienne, par Minod, de Genève, au nom de l'égalité des sexes. De ces longs plaidoyers restent deux énormes volumes et huit bulletins rédigés par le professeur Dubois-Havenith de Bruxelles, secrétaire du Congrès, qu'il me fit l'honneur de m'envoyer quelque temps avant la guerre. En les feuilletant, j'ai trouvé les argumentations les plus solides, les idées les plus nettes et les utopies les plus généreuses, soutenues par les voix les plus autorisées, dans tous les pays, en matière de droit administratif, de médecine et de jurisprudence.

De ce frottement des idées adverses, est-il sorti quelque éclatante lumière, je n'oserais l'affirmer. D'une façon générale, les idées abolitionnistes se sont manifestées avec une grande véhémence et semblent avoir gagné du terrain. Il n'empêche que, au vote final, 65 voix, en majorité médicales, contre 26 voix la plupart philanthropiques et féminines, ont adopté le principe suivant : « Toutes les mesures à prendre en vue de réaliser la prophylaxie des maladies vénériennes et de combattre les conséquences funestes de la prostitution doivent être réglées par la loi ».

Sous le couvert d'une aussi incontestable autorité, nous croyons pouvoir parler de prophylaxie administrative et légale.

Seuls pourraient protester de systématiques partisans de la liberté individuelle, ou quelques visionnaires très en avance sur leur siècle. Aux premiers, je répondrais que les conditions normales de la vie sociale sont des atteintes perpétuelles à la liberté de chacun. Sur tout ce qui concerne l'homme depuis sa naissance jusqu'à sa mort, en passant par l'habitation, l'alimentation, la profession, le mariage et la maladie, la Société s'arroge le droit de légiférer. Je ne vois pas pourquoi la fonction de reproduction échapperait à son emprise. Je vois encore moins pourquoi on accablerait de règlements ou d'obligations très désagréables les lépreux, les cholériques, les diphtériques, les scarlatineux, les tuberculeux, alors que les syphilitiques auraient tous les droits de divagation et de transmission de la maladie. On ne m'a jamais demandé la permission de me vacciner quand j'étais petit, de m'enfermer, au cours de mes voyages, au Pirée, à Brindisi ou à Marseille, sous prétexte de quarantaine, et de m'injecter une série de sérums antityphiques en temps de guerre. On chasse de l'école un enfant teigneux, de la pension un enfant coquelucheux ou diphtérique, de l'hôtel un tuberculeux cracheur, du pays un lépreux ou un cholérique. Et la loi est toujours là pour décider le récalcitrant. Il serait plaisant que l'on ne pût prendre à l'égard des syphilitiques contagieux les précautions les plus élémentaires, sous prétexte que le droit d'user et d'abuser de leur personne est attaché de façon imprescriptible à leur individualité.

Aux seconds, j'accorderais la possibilité d'une lointaine Société idéale où toute règle sera rendue inutile par la perfection de ses composants. Mais ce petit livre et son auteur seront depuis longtemps rendus à la poussière. Et ce dernier ne le regrettera pas, car cette Société sera bien ennuyeuse. En attendant, j'écris ces lignes dépourvues de prétention pour les années que nous vivons, années d'après guerre, années de réforme sociale, au cours desquelles, l'esprit pratique, nous l'espérons, saura imposer ses conditions, quelquefois rudes, au mysticisme humanitaire qui faillit nous faire tant de mal. Restons donc sur le terrain de la saine réalité. Examinons le système actuel, voyons pourquoi il est ainsi, en quoi pèche cette organisation si attaquée — comment elle peut être modifiée — et, le cas échéant, remplacée.

§ 1. QUELQUES MOTS D'HISTOIRE

Je n'ai aucune prétention à faire un historique, qui serait pourtant bien intéressant. On le trouvera avec toutes les références nécessaires dans l'ouvrage du Dr Regnault sur l'Évolution de la prostitution. Qu'il me soit seulement permis de signaler combien est ancienne cette conception de la nécessité d'une réglementation en matière sexuelle.

1° *Période ancienne*. — Sans remonter jusqu'à la loi mosaïque où l'on rencontre, à côté de sanctions rigoureuses, un souci tout nouveau d'hygiène et de prophylaxie, on trouve en Grèce, depuis Solon, une organisation assez comparable à la nôtre, avec la maison publique patentée et les inscrites libres, hétaïres ou aulétrides, auxquelles étaient réservés certains quartiers, quelques droits et d'assez rigoureuses obligations, pécuniaires ou immorales. Même principe à Rome où les 46 lupanaria du quartier de Suburre étaient gérés par l'État, lequel percevait en même temps l'impôt proportionnel qui donnait aux prostituées libres la « licentia stupri ».

2° *Au moyen âge.* — En France, les tentatives de Charlemagne en 805, de Louis IX en 1254 pour enrayer la débauche par la force firent simplement ressortir le débordement de la prostitution clandestine. Le saint roi dut lui-même composer avec l'esprit du siècle, et autoriser dans les quartiers spéciaux la création de « bordeaux », terme nouveau, qui subsiste aujourd'hui sous une forme à peu près semblable. Pour certains, ce nom s'explique par le fait que les premiers établissements de ce genre furent installés dans les maisons de bains, au bord de l'eau. La réglementation, très peu policière, et surtout fiscale, de la corporation des filles de joie, fut en somme assez douce jusqu'à la fin du xve siècle où l'apparition de l'épidémie syphilitique fit rendre dans quantité de villes les édits draconiens que chacun connaît.

Il faut reconnaître que la préoccupation de protéger les citoyens bien portants parut constituer toute la prophylaxie, dans les ordonnances de 1496 où la hart est largement appliquée à tout malade sortant de sa maison, dans celle de 1498 où ceux-ci sont simplement jetés à la rivière. Quant aux femmes soupçonnées de commerce sexuel, elles seront « enlevées, dépouillées, fessées, essorillées, rossées, emprisonnées ou déportées aux isles ! » Procédés condamnables, c'est entendu ; et nous avons la partie belle pour nous indigner. Mais j'imagine l'affolement des pouvoirs publics, mis en présence d'une épidémie nouvelle, semblable à la lèpre, souvent mortelle, rapidement survenue, très vilaine d'aspect sans cause plus précise que les conjonctions astrales, et sans thérapeutique plus efficace que le gaïac ! En somme, ils ont été au plus pressé !

Il est vrai que, en même temps, en 1505, naissait l'idée de l'hospitalisation, contre-carrée, comme de juste, par tous les administrateurs ou gratte-papiers de l'époque. Il fallut au Parlement trente ans d'efforts soutenus pour obtenir en 1538, quelques salles dans les hôpitaux particuliers de Saint-Germain, Saint-Eustache et la Trinité. Puis Mazarin en 1656 crée le Grand Bureau des pauvres ; l'édit de 1684 enferme les malades à la Salpêtrière, celui de 1690 à Bicêtre, dans des conditions hygiéniques particulièrement répugnantes, et après quelques sévères corrections. Il en fut ainsi sous les grands rois. Vous trouverez tous les détails concernant cette période de répression outrancière dans les ouvrages de Parent-Duchatelet ou de Louis Fiaux, où le premier a mis sa précision documentaire, le second sa verve d'abolitionniste. Période d'assistance afflictive et infamante, déclare Fiaux dans le feu de son indignation ! Évidemment, la flagellation était de trop et le mercure était trop abondamment distribué. Mais il ne faut pas juger les tentatives de cette époque avec l'esprit de notre siècle, nourri d'idées libérales et aidé par 500 ans d'expérience thérapeutique. Et, si « intolérable » que soit le régime intérieur des hôpitaux, dont les places étaient singulièrement recherchées, cette conception n'en était pas moins un progrès.

3° *Période moderne.* — Le 6 novembre 1778, le lieutenant de police Lenoir signait une ordonnance en cinq articles, où étaient précisés les devoirs des filles de débauche et les conditions dans lesquelles elles pouvaient être reçues par les logeurs. Cet ancien maître des requêtes était un très bon administrateur qui venait de doter Paris de son premier Mont-de-Piété. Son ordonnance, malgré sa sévérité, dénotait d'excellentes intentions qui se précisèrent l'année suivante par l'adjonction à l'Hôpital Général d'une salle destinée aux vénériens. Cet homme voyait les choses simplement : dès l'instant qu'il fallait tarir un mal, il allait droit à sa source et tâchait de l'endiguer. Cela lui parut fort bien ; et j'imagine sa stupéfaction si, du haut de sa dernière demeure, il put assister aux interminables et tumultueuses discussions qu'engendrèrent les principes de surveillance ainsi édictés pour la première fois sous son nom.

Ces quelques lignes ont survolé la tourmente révolutionnaire. Leur esprit se retrouve dans l'article 10 de la loi de juillet 1791, qui autorise la surveillance des officiers de police sur les lieux de débauche, ainsi que dans l'arrêté du 5 brumaire an IX, visant le même but. Sous l'Empire, avec l'ordonnance de 1811, signée par le préfet de police Pasquier, sous la Restauration, avec le comte Anglès, nous retrouvons, à côté d'une série de nouvelles prescriptions hygiéniques et sanitaires, les mêmes interdictions concernant le racolage et le logement. Les lois municipales de 1837, 1855, et de 1867 l'adoptent successivement; et, à diverses reprises, la Cour de cassation consultée confirme le caractère obligatoire de l'ordonnance de 1778. En sorte que cet arrêté, ou sa répétition dans la loi de juillet 1791 et dans l'arrêté de brumaire an IX, constitue l'appui le plus ferme de la loi municipale de 1884 (art. 97); base de toutes les décisions municipales actuelles, quand il s'agit de la réglementation. C'est sur ce fondement fragile que repose tout notre système réglementariste, dont, avant toute critique, nous allons exposer le fonctionnement.

§ 2. DES FORMES ACTUELLES DE LA PROSTITUTION

Un bref exposé nous paraît nécessaire pour comprendre la réglementation, aussi bien que pour la critiquer.

Les prostituées se divisent en trois catégories :

1° *Les officielles*. — On qualifie ainsi celles qui sont inscrites sur les registres de l'État, reconnues et protégées par lui, ayant de ce fait quelques droits et un plus grand nombre de devoirs, à l'exécution desquels veille la police des mœurs. Cette catégorie comprend :

a) Les maisons publiques, dites de tolérance. Une description me paraît inutile. Au cours des années studieuses, poussé par la curiosité bien plus que par l'attirance sexuelle, on a généralement consacré quelques heures mélancoliques à ce genre de fréquentation. Quant aux mystères de leur vie intime, les horreurs et les charmes en ont été dépeints en style administratif par MM. Turot, Mithouard, Fiaux, dans leurs rapports municipaux, sous forme littéraire par les Goncourt, Maupassant et Paul Margueritte dans des ouvrages connus de tous.

Les maisons actuelles ne sont plus que le pâle reflet des luxueux établissements, dont s'enorgueillissaient la royauté de Juillet et le Second Empire. Toutes les statistiques policières, parisiennes ou provinciales, constatent avec amertume la disparition de ce commode moyen de surveillance. Dans la Seine, elles sont tombées en 50 ans de 199 à 45, à Lyon de 75 à 17, à Marseille, de 125 à 12, à Bordeaux, de 60 à 16 (Thèse de Boiredon, 1906). S'il est vrai, comme l'a dit Montesquieu, que les lois doivent être en rapport avec les mœurs et les habitudes de l'époque, c'est là une indication qui n'est pas à négliger.

b) Les femmes isolées, dénomination adoptée par la circulaire ministérielle de juin 1919, dites aussi soumises, ou inscrites, ont également un état civil de prostitution régulière. Dernières descendantes des hétaïres antiques, elles ont accepté leur enregistrement sur les contrôles policiers et les obligations qui en découlent, moyennant quoi elles peuvent exercer sous l'œil bienveillant de l'autorité leur pénible et insalubre industrie.

Dans la plupart des cas, elles demeurent où il leur plaît, sous réserve de la déclaration préalable de leurs logements. En certaines localités, avec l'assentiment municipal, elles s'agglomèrent dans des « quartiers réservés » composés de maisons ouvertes, dont la visite platonique n'est pas une des moindres curiosités de nos grands ports de mer.

Quelles que soient les contraintes de cette situation, il faut cependant admettre qu'elle présente quelques avantages, car le nombre des inscrites a régulièrement augmenté depuis 50 ans dans toutes les grandes villes (de 3.116 à 5.200 à Paris en 30 ans). Il est vrai que le recrutement n'est que partiellement volontaire, une grande partie d'entre elles ayant été inscrites d'office à la suite de plusieurs contraventions. Mais ce second procédé, grâce aux tendances actuelles, ne s'applique plus avec la rigueur d'autrefois.

2° *Les demi-officielles* — Une seconde catégorie comprend les habituées des *maisons de passe* ou *maisons de rendez-vous*. Ce sont des demi-officielles, intermédiaires entre les deux autres classes, en ce sens que la police, tout en exerçant une surveillance non dissimulée sur les établissements et leurs tenanciers, laisse évoluer dans une ombre propice les personnalités qui les fréquentent, hommes ou femmes.

La circulaire ministérielle de juin 1919 établit une subtile distinction entre les maisons de rendez-vous et les maisons de passe. Les premières sont celles où se rendent des femmes qui n'y ont pas leur logement, mais qui y séjournent de manière plus ou moins régulière. Les secondes sont celles où trouvent un abri momentané des personnes qui se connaissent et sont désireuses de se rencontrer en vue de rapports sexuels. Peut-être aura-t-on pu appliquer la dénomination inverse à chacune d'entre elles ! Mais ceci est question de mot. L'important est que, en les réglementant, on leur a donné le droit d'exister, « si pénible, que soit cette obligation » dit la circulaire, par une ultime concession à la pudeur d'autrefois.

En réalité, l'appellation de maison de passe, depuis Parent-Duchatelet qui créa le mot, s'applique à tout logement où les individus des deux sexes se donnent rendez-vous pour un temps limité et sans qu'il y ait internat féminin. Leur clientèle, toute de passage, est double : elle comprend, d'une part, des habituelles d'après-midi, jeunes ouvrières nécessiteuses, adultes en mal de coquetterie ou femmes mûres en mal de rut, en nombre suffisant pour satisfaire aux goûts variés du client de passage ; d'autre part des couples, réunis ailleurs par les hasards des rencontres et qui préfèrent à l'hôtel indiscret la paisible maison de rendez-vous. Ce dernier nom est plutôt réservé à certains établissements des grandes villes, hautement tarifés, où se trouvent, à côté de l'aristocratie des professionnelles, tout un lot de femmes du monde, affirment les tenancières. Le fait n'a rien d'improbable, si l'on en juge par le nombre de femmes que hantent le désir du collier de perles ou de la sensation nouvelle, mais il est certainement moins fréquent que ne voudraient le faire croire lesdites tenancières.

3° *Les clandestines.* — Leur nombre infini comme les instincts des hommes, ne pourra jamais, même approximativement, être estimé. Variable avec les villes, les régions, les circonstances, les rigueurs plus ou moins grandes de l'arrêté local, la présence de la troupe, l'habileté des proxénètes, leur foule ondoyante, mais admirablement renseignée, vient, suivant les lois de l'offre et de la demande, combler les vides partout où il en est besoin. Par là commencent sur le trottoir presque toutes les prostituées. Les mentalités faibles ou résignées passent de là à l'inscription ou à la maison close. Certaines qualités d'économie pourront en amener d'autres à réunir un petit pécule et à finir comme concierge à Paris ou dame patronnesse dans leur village, à moins qu'elles ne préfèrent avancer en grade dans la hiérarchie de la prostitution. La plupart, quand elles échappent à l'alcoolisme, à la tuberculose, aux suites de syphilis ou aux couteaux des souteneurs, continuent jusqu'à des âges invraisemblables à rôder autour des casernes, sur les quais et par les coins sombres dans l'attente du collégien, ou du vieillard chez qui le frôlement de la femelle dans la solitude nocturne réveille quelque animal et atavique instinct de sexualité. Lisez Zola ou Charles-Henri Hirsch.

D'autres sont rapidement sorties des bas-fonds, aidées par les circonstances ou d'immorales qualités, mises au service d'une certaine intelligence. Elles pourront occuper de leurs toilettes ou de leur état d'âme la presse et le journalisme pendant plusieurs années, avant de sombrer. Elles pourront aussi rencontrer le monsieur philanthrope ou naïf et sortir du ruisseau, quelquefois sans y retomber. Elles pourront enfin, dans la haute galanterie, la mode ou le théâtre, porter un nom connu et respecté, alors que le besoin urgent de 50 louis les fait encore, de temps à autre, courir « pour une passe » chez la vieille amie d'autrefois.

Est-ce tout? Non. Il faut encore ranger dans cette classe toutes celles qui se prostituent couramment dans les cafés louches, cabarets, bars, comptoirs, hôtels meublés, brasseries; et elles sont légion. Pour les paillards honteux, les entremetteuses ont créé l'établissement de bains à tiroir, le chalet de nécessité à double fond, le magasin de curiosités à arrière boutique. A ceux qu'excitent la difficulté ou le mystère s'offrent des magasins de gants, de cravates, de parfumerie, où le petit salon oriental ne s'ouvre qu'après de convenables résistances ou devant de solides références, etc.

Voilà pourquoi il ne faut pas songer à dénombrer les clandestines; tout au plus peut-on songer à limiter leur action... et encore!

§ 3. L'ORGANISATION POLICIÈRE ACTUELLE

Sous le couvert des lois citées, dont nous ferons tout à l'heure l'étude critique, le pouvoir réglementaire en ce qui concerne la prostitution est entre les mains du préfet de police à Paris, du préfet du département à Lyon et Marseille, du sous-préfet à Toulon, et des maires dans toutes les autres communes de France. Les commissaires de police sont chargés du contrôle, de la surveillance et de la répression.

C'est dire qu'il existe la plus grande variété dans les articles de ces arrêtés. Cependant, dans leurs grandes lignes, ils sont assez semblables pour qu'une étude d'ensemble en soit possible, d'autant que le règlement ministériel de juin 1919 s'est efforcé de les coordonner et de les unifier. Nous allons donc revoir les diverses catégories de la prostitution et les obligations auxquelles elles sont soumises.

I — Prostitution officielle

Nous avons dit qu'elle comprenait les maisons de tolérance et les filles inscrites.

1° *Les maisons de tolérance* sont reconnues, après déclaration, et vivent sous le principe de l'autorisation révocable.

Cette autorisation leur est donnée moyennant certaines conditions concernant :

La morale : défense d'employer des mineures. Interdiction des cinémas, glaces transparentes, tableaux vivants...

L'installation : le quartier classé, la clôture hermétique, l'éclairage, l'éloignement des établissements publics...

La police intérieure : le registre d'inscription soumis au visa du commissaire de police, les contestations, rixes, interdiction des boissons ..

La clientèle : prohibition des mineurs, femmes, gens ivres ;

La protection de la femme : départ possible de celle-ci, pas de contrainte, pas de dettes.

La santé publique : conditions hygiéniques de l'immeuble, affichage de la pancarte prophylactique dans toutes les chambres, déclaration des malades, qui seront soumises à un examen et traitées dans un service hospitalier.

2° *Les femmes isolées*. — A côté des maisons, forteresses de la prostitution, celles-ci constituent le gros de l'armée, en perpétuel échange avec les francs-tireurs, que sont les clandestines. Sur elles veillent avec une sollicitude toute particulière les agents de la force publique, dont elles sont comme une émanation. Que leur âge les rattache à l'active ou à la réserve de la territoriale, et même souvent bien au delà, elles transportent avec elles la tranquille audace que leur confère la carte officielle, où s'unissent les estampilles policières et médicales.

A. Le recrutement. — Le recrutement est assuré de deux façons :

D'abord par l'*inscription volontaire*. Nombre de femmes trouvent avantage à s'inscrire spontanément sur les registres de la police, sous l'œil protecteur de laquelle elles pourront désormais circuler. Cette inscription doit bien présenter pour elles quelques avantages, car l'enrôlement volontaire est bien plus fréquent qu'on ne pourrait le croire ;

Ensuite par l'*inscription d'office* consécutive au fait de prostitution notoire et habituelle. Cette ins-cription est toujours précédée de quelques avertissements ou arrestations, permettant à la fille de s'amender ou de se défendre... ou de disparaître de la localité.

Sur ce point délicat des conditions de l'inscription je ne saurais mieux faire que de rapporter en entier, le paragraphe de la circulaire de juin 1919 qui le concerne :

« La question de savoir à quelles femmes doit s'appliquer l'inscription est une des plus délicates, en même temps qu'une des plus utiles à déterminer.

« Il n'est pas douteux qu'elle a été solutionnée jusqu'à ce jour d'une façon insuffisante et irrationnelle, parce que l'on a trop méconnu l'objet essentiel de la mesure et considéré l'inscription, non au point de vue sanitaire, mais à un point de vue exclusif de police.

« Les conséquences de cet état de choses sont que les femmes occupant un certain rang dans la galanterie et dont la tenue est relativement correcte ne sont pas soumises à l'inscription, et, par conséquent, échappent à la surveillance sanitaire, alors qu'elles sont aussi et même plus dangereuses que les autres, étant souvent plus jeunes ; qu'en définitive les femmes sur lesquelles cette surveillance s'exerce sont en nombre très faible et ne constituent, en dehors des pensionnaires des maisons de tolérance, que le rebut de la prostitution.

« C'est contre une telle situation, dont le résultat

est de donner une apparence illogique et arbitraire à l'organisation généralement adoptée, qu'il importe de réagir avec intelligence et méthode :

1º En évitant, dans toute la mesure où l'ordre public n'est pas intéressé, d'instituer à l'égard des femmes inscrites des dispositions restrictives de liberté ;

2º En donnant aux femmes qui entendent garder une certaine tenue des facilités pour n'être pas confondues avec celles qui appartiennent à la prostitution la plus basse ;

3° En réalisant, dans les conditions satisfaisantes qui seront indiquées plus loin, le contrôle sanitaire et le traitement des malades.

« Les services étant ainsi améliorés, on pourra soumettre à l'inscription et a la surveillance qui en est le but, un nombre beaucoup plus considérable de femmes parmi celles qui se livrent à la prostitution.

« Ce sont tout d'abord, conformément à l'arrêté modèle joint à la circulaire du 30 mai 1917, « toutes femmes qui, sur la voie publique, dans les lieux ouverts au public, ou de toutes ouvertures prenant vue sur la voie publique, provoqueront habituellement à la débauche ou se livreront au racolage d'une manière quelconque. » Toutefois la Cour de cassation a jugé « qu'un acte isolé et non scandaleux de racolage ne peut tomber sous le coup de l'arrêté municipal qui réglemente l'exercice de la prostitution, c'est à dire un fait d'habitude » (arrêt du 13 février 1898, Dal. 1899, p. 325).

« Ce sont, d'autre part, les femmes qui, sans provoquer les hommes d'une façon aussi évidente, reçoivent chez elles et sans choix ceux qui s'y présentent ; les femmes qui se rendent habituellement dans les hôtels et les garnis avec des hommes différents.

« Certaines femmes opposent à l'inscription l'argument, généralement inexact, qu'elles gagnent leur vie par le travail. Cette circonstance qu'elles ne demandent pas à la prostitution la totalité de leurs ressources ne saurait prévaloir contre le fait qu'elles se prostituent habituellement et deviennent ainsi dangereuses, seul point à envisager. Aussi une telle objection, même partiellement fondée, ne saurait-elle être retenue.

« Mais, s'il importe d'étendre l'inscription bien au delà de ses limites actuelles, il n'importe pas moins de ne le faire qu'avec certitude, en apportant dans l'application des mesures qu'elle comporte tous les ménagements possibles, en tenant grand compte des situations particulières, et, en considérant, dans les cas délicats, *que le but est atteint dès lors que la surveillance sanitaire est exercée*. C'est dans ce dernier ordre d'idée que l'on peut ne pas soumettre à l'inscription des femmes dont la tenue générale est de nature à ne compromettre ni l'ordre, ni la décence publics, et qui se soumettent volontairement et régulièrement au contrôle sanitaire. »

Dans tous les cas elles sont toujours prévenues que la carte n'est pas un obstacle au travail et que la radiation des contrôles pourra toujours être faite, sur leur demande, quand elles auront trouvé et prouvé un autre moyen d'existence que la prostitution.

B. LES RÈGLEMENTS. — Dans les deux cas également, on leur remet un extrait des arrêtés municipaux, comportant l'ensemble des obligations, interdictions et défenses auxquelles elles sont soumises du fait de leur inscription.

Très variables dans leur forme, ces dispositions sont généralement rédigées à trois points de vue :

1° *Au point de vue moral :* défense de certaines fréquentations (mineurs, certains quartiers, certaines exhibitions, fenêtres), promenades nocturnes ou tapageuses, etc. Quelques-unes de ces prescriptions sont singulièrement arbitraires, de l'aveu même de la circulaire de juin 1919. Ajoutons qu'elles sont fortement tempérées dans l'application ;

2° *Au point de vue de l'ordre public :* défense du racolage scandaleux et respect de l'autorité ;

3° *Au point de vue sanitaire :* obligation de venir régulièrement aux visites médicales et de se soumettre aux traitements s'il en est besoin. C'est là le point de vue capital, essentiel, comme vient de le rappeler la circulaire Faivre à certains commissaires de police qui avaient trop de tendance à l'oublier.

Ces visites doivent être subies à jour fixe. La plupart des règlements municipaux admettent que le retard de la visite doit être payé par une taxe plus ou moins forte. En sorte que l'on procède presque partout à deux sortes de visites correspondant à deux étiages de la prostitution, l'une gratuite, l'autre payante. Nous reparlerons de ces visites dans la prophylaxie.

Telles sont, très résumées, les principales obligations des inscrites. Il est impossible d'entrer dans les détails, bien que la lecture des considérants et des visas municipaux soit quelquefois bien savoureuse. On trouvera dans l'ouvrage de Fiaux sur la Police des Mœurs une étude très minutieuse des 570 règlements édictés (en 1902) dans les grandes communes de France. Et leur variété même offrait à l'esprit critique du célèbre abolitionniste les meilleures occasions de s'exercer, et les plus légitimes, il faut le reconnaître.

C. Les sanctions. — Le manquement à ces diverses prescriptions peut entraîner des sanctions, très différentes suivant les communes, la tournure d'esprit du maire, l'humeur du commissaire de police, et la façon qu'a le juge d'interpréter la loi.

a) *En province.* — En général les infractions sont punies de 1 à 4 jours de prison, quand elles sont policières, de 1 à 15 jours de prison quand elles sont sanitaires. L'arrestation préventive jusqu'à la visite médicale est admise par la plupart des règlements.

L'expulsion hors de la commune est une pénalité à laquelle on a quelquefois recours. C'est le plus déplorable des procédés. On l'applique d'ailleurs plus souvent à des étrangers qu'à des indigènes.

En province, ces punitions étaient autrefois décernées par les commissaires de police. Il en fût ainsi à Lyon, à Marseille et dans quelques autres grandes villes jusqu'en 1906 environ. Vers cette époque, à la suite de quelques incidents sur lesquels nous reviendrons, on s'avisa brusquement que ce tribunal purement administratif, jugeant après arrestation préventive, sans contravention et sans défenseur, était singulièrement illégal. Les inspecteurs et commissaires de police, auxquels ces fonctions judiciaires n'attiraient que des désagréments, se firent un plaisir de déférer les délinquantes au tribunal de simple police, devant lequel elles passent actuellement dans les grandes villes, le commissaire de police faisant office de ministère public. L'arrestation préventive se fait de plus en plus rare, et les filles sont prévenues de leur contravention par un mot porté à domicile par un huissier. Elles peuvent avoir un défenseur et se pourvoir en appel devant toutes les juridictions, jusques et y compris la Cour suprême. Ainsi, se sont modifiés, sous l'influence de l'esprit actuel, la plupart des règlements provinciaux.

b) *À Paris.* — Les filles inscrites sont sous la surveillance du Service des mœurs, divisé en service *actif* placé sous la dépendance de la Direction des recherches, et en service *sédentaire*, dépendant de la première division de la Préfecture, sous la direction du chef du 2ᵉ bureau. Le premier comprend l'ensemble des brigades mobiles chargées de la police de la voie publique et des garnis. Le second, outre la juridiction répressive des rues et des garnis, s'occupe des maisons, de la prostitution clandestine et des mineures.

L'inscrite, prise en contravention, est amenée au poste par un gardien de la paix, qui rédige un rapport généralement bref sur les causes de l'arrestation (racolage scandaleux, tapage, etc.). De là au Dépôt en voiture cellulaire, puis à la Permanence, bureau central de police, séant au Palais de Justice, où se trouve le tribunal administratif représenté par le sous-chef du 2ᵉ bureau. Sur le vu du rapport policier et de la carte sanitaire indiquant la régularité ou l'absence aux visites, avec une célérité qui tient du prodige, ce personnage dont le pouvoir omnipotent est en général tempéré par un bienveillant scepticisme, décide de l'acquittement ou de la prison. Dans les deux cas, la prévenue passe à la visite sanitaire, où sa prison s'allongera peut-être d'un séjour à Saint-Lazare, si elle est reconnue malade.

Les instructions données aux agents en matière de surveillance et d'arrestation sont celles du 15 octobre 1878, signée par le préfet Gigot — dont on trouvera le détail dans l'ouvrage de Fiaux, tome II, p. 897. On pourra lire, dans le même volume, le règlement intérieur de la Maison d'arrêt et de correction de Saint-Lazare (p. 935).

II. — LES DEMI-OFFICIELLES ET LES MAISONS DE RENDEZ-VOUS

Ces maisons ont pris depuis le 14 février 1910 un caractère de demi-officialité, comme je l'ai dit. A cette date, la paternelle sollicitude de M. Lépine, leur facilita une discrète entrée dans la prostitution patentée. Il rédigea à leur intention un ordre de service, qui assimilait leurs tenancières à des logeuses en garnis, sans toutefois qu'il leur soit délivré aucune autorisation spéciale (V. Fiaux, p. 903). Ce faisant, le préfet de police mettait en accord la loi avec les mœurs du moment, suivant la vieille recommandation de Montesquieu, car il n'était pas sans avoir remarqué le goût de plus en plus prononcé du public pour ce genre d'établissements. Il songeait d'autre part que cette façon de canaliser le flot toujours montant de la prostitution n'allait pas sans quelques avantages au double point de vue de la facilité de la surveillance, et de sa discrétion. L'inscription sur un registre spécial soumis au contrôle des agents, la suppression de toute vente de boissons et l'obligation d'une visite médicale agréée par le manager constituaient, avec la disparition de l'internat, un ensemble assez satisfaisant. D'ailleurs le nombre de ces maisons a considérablement augmenté dans toutes les grandes villes, et elles ont accepté, sans regimber, les exigences préfectorales qui leur ont souvent imposé des contre-visites imprévues et payantes à côté de leurs visites régulières. (Arrêté du Préfet du Rhône, 13 février 1913).

Oui, mais..... tout cela n'est pas très démocratique. Car le tarif de ces maisons, aussi bien que le manque de réclame affichée, les réserve à une clientèle restreinte et riche. Spéculant sur la malsaine curiosité du public, on a beaucoup brodé sur ce qui se passe derrière ces murs demi-clos. On peut lire cependant quelques relations documentées dans les onvrages de l'ancien chef de la sûreté Macé (La Police parisienne) ou Fiaux (loc. cit., p. 217).

III. — PROSTITUTION CLANDESTINE

En principe la loi ignore les clandestines. Elles devraient pouvoir évoluer en toute aisance, soumises aux seuls règlements de droit commun qui limitent notre liberté propre à l'instant où elle devient dommageable pour autrui. Dès lors la nécessité s'impose de règlements applicables à tous, mais suffisamment sévères pour être réellement prophylactiques; c'est la conception adoptée dans les pays scandinaves, un peu en Angleterre et dans certains cantons helvétiques, comme nous le verrons. A moins qu'on ne préfère la disposition d'une justice discutable, mais moins gênante pour la majorité, qui consiste à enlacer dans un réseau de règlements spéciaux cette classe particulière de la Société. Ainsi l'ont compris la plupart des pays latins, qui, par des barrages habiles ou des captages placés à divers niveaux, s'efforcent d'endiguer ce torrent incessamment renouvelé ou d'en dévier l'agitation vers les calmes parages de l'encartage administratif.

Un double ensemble de mesures permet d'atteindre ce but :

Les uns s'efforcent d'empêcher la prostitution cachée à domicile, en édictant pour les propriétaires de garnis, d'hôtels, de cafés, de sévères pénalités, s'ils logent ou recèlent des femmes en état de prostitution habituelle.

Les autres surveillent les filles rejetées sur la voie publique et restreignent dans la mesure du possible les faits de divagation et de racolage qui font partie intégrante de leur industrie.

1º *La police des garnis et débits de boissons.* — Pour répondre à cette notion, d'ailleurs si légitime, de la surveillance de ces locaux, la jurisprudence a, suivant sa coutume, exhumé une série de vieux textes poudreux, ordonnances de 1778 et de 1780, dont quelques prescriptions aussi désuètes que ridicules, ont probablement inspiré certains hôteliers suisses qui vous réclament à l'arrivée votre contrat de légitime union. Aussi leur abrogation fut-elle facilement obtenue en février 1904 lors d'une discussion devant la Chambre sur les pouvoirs des juges de paix. Mais le principe de la surveillance des garnis ne fut en rien modifié, car l'ordonnance de police du 25 octobre 1883, interdisait formellement de recevoir *habituellement* des filles de débauche (art. 10). Le délit d'habitude fut précisé avec une très grande sagesse, par la circulaire de M. Lépine, datée du 5 décembre 1899 — et plus récemment par celle du 14 février 1910. Immédiatement attaquée par les habituels défenseurs des droits de la femme, cette ordonnance vit ses considérants approuvés par la Cour de cassation (22 décembre 1911). Peu après (18 octobre 1912), M. Rault, préfet du Rhône, adoptait les mêmes dispositions pour Lyon et le département.

Enfin l'article 10 de la loi du 1er octobre 1917 a condamné à l'emprisonnement, pouvant aller jusqu'à dix mois, et à l'amende (50 à 500 fr.) les tenanciers et débitants qui auront employé ou reçu dans leurs locaux des femmes de débauche. De plus le jugement peut ordonner la fermeture définitive du débit. Et le Garde des sceaux a rappelé en juillet 1918 la nécessité d'appliquer énergiquement cette loi, qui sera une arme terrible et efficace, si la pusillanimité des victimes, la timidité des commissaires de police ou la faiblesse des juges ne la rendent pas inopérante.

Que les maires n'oublient pas, de surcroît, que les arrêts de la Cour de cassation (5 août 1915) et du

Conseil d'État (10 novembre 1916) les autorisent à la fermeture des lieux de débauche, dès qu'ils sont jugés dangereux.

2° *Police de la rue.* — En vertu des mêmes ordonnances ou lois déjà citées la police s'est également arrogé le droit de considérer comme un délit le racolage en vue de la prostitution, à plus forte raison quand le racolage est scandaleux, et répété, que la fille est désignée d'avance par des dénonciations ou que ses passades successives dans un hôtel notoirement mal famé ont attiré sur elle l'attention. Inutile d'ajouter que les motifs sont des plus variables, et changent avec la ville, le quartier et la façon dont le policier veut bien interpréter l'élasticité de la loi. Nous reverrons la question du racolage.

3° *Du sort de la clandestine arrêtée.* — Au poste de police où elle passe généralement la nuit, l'insoumise est interrogée par le commissaire sur ses moyens d'existence et les raisons qui la vouent à la prostitution. Il fait un procès-verbal qui, joint à celui de l'arrestation, suit la fille à la Permanence où elle comparaît devant ce même personnage multiple qui fut pour nos inscrites le Tribunal administratif, et qui devient maintenant Commissaire interrogateur. Il décide s'il y a lieu de relaxer ou si la visite sexuelle s'impose. Dans le cas où la femme est malade, elle est envoyée de suite à l'hôpital. Saine et arrêtée pour la première fois, elle est presque toujours relâchée. Majeure, saine et récidiviste, elle est relâchée de suite si elle accepte d'être mise en carte. Sinon on l'envoie au Dépôt pour un temps plus ou moins long. A Paris, la Commission des Mœurs (théoriquement présidée par le Préfet lui-même) décide de l'inscription. Mineure, saine et récidiviste, elle est mise au Dépôt jusqu'à ce que l'on ait eu la réponse de sa famille mise au courant.

Telle est la filière suivie par la prostituée à Paris et dans quelques grandes villes. Mais je rappelle que, depuis quelques années, la tendance à substituer le juge de paix au commissaire gagne du terrain. D'autre part, depuis le vote de la loi de 1908 sur les mineures, on ne peut plus les inscrire, ni les garder au Dépôt. On se contente donc de les rendre à la rue, puisque la loi, en exigeant leur placement dans des établissements spéciaux, a simplement oublié de pourvoir à la création de ces établissements, comme je l'ai dit à propos des mineures.

Ces mesures s'appliquent-elles à la totalité des clandestines ? Certainement non. Il est bien admis que les riches garnis des quartiers aristocratiques sont rarement visités et que la police n'arrête pas une promeneuse dans une somptueuse limousine. Il y a là belle matière à indignation pour nos farouches égalitaires ; et le couplet sur ce sujet, dans les conseils municipaux, produit toujours son petit effet. En réalité, au point de vue prophylactique, seul intéressant, cette abstention n'a aucune gravité. D'abord parce que les conditions d'accès auprès de nos modernes Aspasies restreignent singulièrement le nombre des élus — ensuite parce que, sauf pour quelques cas de vocation tardivement survenues, la plupart de ces dames ont connu, dans leur prime jeunesse, la vie de l'ouvrière, du modèle, du petit théâtre ou même du trottoir. Elles ont alors contracté leur vérole, comme il convient. De cet accident ancien, désagréable souvenir à côté de beaucoup d'autres, il ne reste plus que la bienfaisante immunité pour elles aussi bien que pour autrui, et de temps à autre, quoique le fait soit rare chez la femme, quelques manifestations cérébrales, qui passent d'abord pour de gracieux caprices et finissent au cabanon.

§ 4. ÉTUDE CRITIQUE DE LA RÉGLEMENTATION POLICIÈRE ACTUELLE

Depuis 130 ans qu'il y a des abolitionnistes..... et qui s'indignent, le procès du système actuel a été réédité bien souvent. Chaque fois, l'auteur exprime l'intime conviction que sa critique est au moins inutile, le système étant condamné par tous et destiné à une prompte disparition. « Cette étude sera demain un complément à l'histoire de la prostitution, disait Decante en 1909. » Ce demain menace d'être bien lointain, si l'on en juge par le peu de goût que mettent nos parlementaires à aborder cette question, même sous l'aiguillon de la formidable extension des maladies vénériennes constatée depuis la guerre. Il ne sera donc pas déplacé de résumer une fois de plus les critiques faites à ce système réglementaire avant de s'occuper de sa modification. Nous les envisagerons à deux points de vue.

A. — AU POINT DE VUE DE SA LÉGALITÉ

Nous basant sur le rapport présenté par M. Hennequin à la commission extra-parlementaire en 1904, voyons quels sont les textes les plus fréquemment invoqués pour justifier les mesures policières actuelles :

1º *Les textes*. — À Paris, Lyon, Marseille et Toulon : les ordonnances déjà citées du préfet Lenoir, datant de 1778.

En province :

La loi de juillet 1791 (art. 10) sur les droits de la police municipale ;

La loi municipale de 1789 ;

La loi municipale de 1884 (art. 91, 94 et 97).

Tels sont les textes principaux qui paraissent, dans les « visas » des arrêtés municipaux à côté de quelques citations de moindre importance. C'est sur cette base, ne l'oublions pas, que repose toute la machine administrative dont nous venons de parler. Ces textes autorisent-ils légalement et sans contestations son fonctionnement ?

a). — *A Paris.* — L'ordonnance de 1778, du préfet Lenoir, rendue avant la Révolution, en vertu d'une loi organique abrogée, exécutoire dans le ressort de de l'ancien Chatelet, par un Lieutenant de la police royale, paraît à tout esprit non prévenu avoir tout juste la valeur d'un arrêté municipal, et encore à titre documentaire. Cela n'enlève rien à sa valeur réelle, car, à bien des égards, elle est pleine de sagesse. Mais il paraît invraisemblable que pendant un siècle les préfets de police n'aient pu trouver une assise plus solide et plus moderne à leurs décisions, que, pendant un siècle, les jugements successifs des Cours suprêmes n'aient fait qu'étayer cette jurisprudence, aujourd'hui si combattue. Vingt fois au moins, de 1849 à 1911, la Cour de cassation a été mise en demeure de s'occuper de cette question ; toujours elle a admis le principe du caractère obligatoire de cette vieille ordonnance, tout en variant sur l'application de la pénalité. — Sous le couvert d'une aussi vénérable autorité, l'administration continua à invoquer plus que jamais le Préfet Lenoir, et la magistrature à adopter ses attendus. — De temps à autre, un avocat obstiné met sous les yeux des juges les textes exacts de l'ordonnance royale ou de l'arrêté de Brumaire an IX, et les oblige ainsi à reconnaître la vanité des prétentions administratives. — Puis, comme rien ne

vient remplacer les textes incriminés, la vieille machine reprend sa marche monotone, glissant et grinçant,
mais roulant quand même sur ce terrain cahoteux.

Cette mentalité n'est pas d'hier. Rabelais la jugeait
déjà, et, après lui, Montaigne. Le passage est un peu
long, mais tellement joli que je m'en voudrais d'en
supprimer une ligne :

« Les lois prennent leur authorité de la possession
et de l'usage ; il est dangereux de les ramener à
leur naissance, elles grossissent et s'ennoblissent en
roulant comme nos rivières : suivez les contremonts
jusque à leur source, ce n'est qu'un petit surjon d'eau
à peine reconnaissable, qui s'enorgueillit aussi et se
fortifie en vieillissant. Voyez les anciennes considérations qui ont donné le premier branle à ce fameux
torrent, plein de dignité, d'horreur et de révérence ;
vous les trouverez si légères et délicates que ces gens
icy qui paisent tout et le ramènent à la raison, il n'est
pas merveille s'ils ont leurs jugements très éloignés
des jugements publics. »

Je crois qu'on ne saurait mieux dire.

b). — *En Province.* — Les maires s'appuient sur
les lois municipales déjà citées. Que disent-elles ?

α) Loi de 1789, art. 50. Les pouvoirs municipaux
doivent faire jouir les habitants des avantages d'une
bonne police, notamment de la propreté, de la salubrité, de la sûreté, de la tranquillité dans les rues,
lieux ou autres édifices publics.

β) Loi de 1791, art. 10. Les officiers de police pourront entrer en tous temps dans les lieux notoirement livrés à la débauche......

γ) Loi de 1884, art. 97. La police municipale a pour objet d'assurer le bon ordre, la sûreté et la tranquillité publique.....

Le maire a le soin de prévenir par des précautions convenables, et celui de faire cesser, par la distribution des secours nécessaires, les accidents et les fléaux calamiteux, tels que les maladies épidémiques ou contagieuses, en provoquant s'il y a lieu, l'intervention de l'autorité supérieure.

Ces textes paraissant cependant un peu mesquins, il est coutume de les fortifier en rappelant les décisions du pouvoir judiciaire qui les étayent.

Rappelons tout particulièrement les arrêts de la Cour de cassation en date du 3 décembre 1847, celui du 26 mai 1900, du 21 décembre 1907, du 7 décembre 1912,.. l'arrêt du Conseil d'État du 22 mars 1907, établissant de façon juridiquement certaine le droit de réglementation des maires, ou des préfets, si le maire est défaillant. Le détail vient de réapparaître, avec tous ses considérants, dans la dernière circulaire du Ministre de l'Intérieur (1er juin 1919). Elle dit même que la loi de février 1902 sur les maladies contagieuses peut s'appliquer à la syphilis, car, bien que celle-ci ne soit pas nommément désignée, cette loi n'en a pas moins posé le principe de la protection de la collectivité contre l'individu susceptible de transmettre sa maladie. Je ne sais pas jusqu'à quel point le législateur admettrait cette conception, mais il n'est pas moins intéressant de voir réunis en un faisceau bien lié les arguments, lois, arrêts et décrets qui déterminent les pouvoirs des maires et ceux des préfets. Il est également conseillé dans cette circulaire de renoncer aux « visas » de dispositions périmées et inutiles, et de rappeler plutôt les articles 471, 474 et 475 du C. P., relatifs aux infractions aux règlements municipaux, la loi du 3 avril 1903 sur la provocation à la débauche, la loi du 11 avril 1908 sur la prostitution des mineures, la loi d'octobre 1917 (art. 9 et 10) sur les débits de boissons. Ce rajeunissement des « vus » était de toute nécessité.

2° *Discussion*. — Les appréciations de ces textes ont produit d'innombrables volumes, abondants et diserts, hérissés de dates, de références et de jugements contradictoires. Elles peuvent se condenser en deux postulats totalement opposés :

a) *Thèse des abolitionnistes*. — La loi de 1884 ne fait que reproduire, sans y ajouter un texte explicite, les lois et arrêtés consulaires antérieurs. Nulle part il n'est question de prostitution, ni des moyens légaux destinés à la réprimer. Le droit municipal de réglementation n'est jamais défini, limité, précisé. Ce prétendu droit constitue la violation la plus caractérisée de notre organisation judiciaire et de nos droits civil et pénal (Fiaux).

b) *Thèse des réglementaristes.* — La loi de 1884 est devenue exclusivement la base légale de la réglementation pour les arrêtés municipaux actuels et à venir. La prostitution n'est évidemment pas nommée dans cet article 97, mais ce n'est pas un argument, car celui-ci n'est pas limitatif, la réglementation s'appliquant à des milliers d'objets qui n'y sont pas plus mentionnés. Au reste, dans tout le cours du xix⁰ siècle, la Cour de cassation a montré qu'elle admettait cette manière de voir et ses arrêts ont validé toutes les réglementations prises sous le couvert des lois municipales, qu'elles soient royales, impériales ou républicaines.

c) *Opinion personnelle.* — Ayant sur cette question beaucoup lu, abondamment discuté et quelque peu réfléchi, je me permets une opinion personnelle, que je schématise ainsi :

a) Les lois municipales autorisent-elles les maires à protéger leurs concitoyens contre les dangers des maladies vénériennes et à prendre pour cela les mesures prophylactiques nécessaires, en réfrénant les causes de ces maladies ?

Oui, sans conteste. Il est puéril de prétendre qu'un maire ne doit pas s'occuper de la prostitution sous prétexte que celle-ci n'est pas citée dans la loi.

b) Les mêmes lois autorisent-elles le droit d'inscription, l'arrestation immédiate sous prétexte de racolage, le droit d'internement des femmes malades, le droit d'emprisonnement par décision administrative ? D'une façon plus générale, peuvent-elles permettre un ensemble de mesures que rien ne légalise, ni dans le droit civil, ni dans le droit pénal ?

Certainement non. Même avec ses récentes atténuations, le système est absolument illégal. D'ailleurs la Cour de cassation, après un demi-siècle de réflexion, fait peu à peu varier sa doctrine, et quelques-uns de ses derniers arrêts, depuis 1900, reflètent une certaine hésitation. Sans détruire encore les principes de réglementation, elle semble ne plus défendre avec la même autorité l'ingérence de la police dans les choses judiciaires, procédés contraires en somme à la lettre et à l'esprit de notre législation actuelle.

d) *Quelle conclusion peut-on tirer ?* Sous une forme un peu naïve, je trouve le mot de la situation dans le Répertoire de Police administrative et judiciaire (art. arrêté municipal, § 6) : « Une longue tradition, dit-il, a abandonné la surveillance de la prostitution au pouvoir discrétionnaire de la police municipale. Ce pouvoir, en droit strict, serait peut-être contestable, mais la pratique et un *accord tacite* de toutes les juridictions l'ont en quelque sorte consacré. »

Cela est parfait, mais à condition qu'il y ait « accord », tacite ou non. Dans ces conditions, les mesures illégales sont escamotées sous les vieux textes de lois, ignorés de ceux-là même qui les invoquent, et des mesures prophylactiques sont possibles, efficaces, parce que vigoureuses et appliquées sans scrupules par des fonctionnaires à poigne qui se sentent inattaqués, sinon inattaquables, et, en tout état de cause, soutenus.

Mais que cet accord tacite soit dénoncé, comme c'est le cas aujourd'hui, et tout change. Pendant que les philanthropes brandissent le drapeau des revendications féminines, des journalistes chauffent l'opinion, toujours inflammable quand il s'agit de liberté individuelle. Les avocats, forts de leur droit, découvrent aux magistrats ahuris le peu de précision de ces textes vénérables, mais peu lus, sur lesquels ils s'appuyaient. Un premier arrêt en entraîne un autre. Le Tribunal se déclare incompétent. La Cour d'appel condamne la police. La Cour de cassation hésite... Rien ne va plus !

Du même coup, tout se détraque dans l'administration responsable, hantée par l'idée du blâme possible. Dans les bureaux des chefs, comme dans les couloirs des postes de police, courent des conseils de modération, des circulaires pleines de prudence... Les temps sont mauvais... Laissez faire... ne taquinez pas trop les raccrocheuses ou les insoumises... il pourrait nous en cuire... surtout, pas d'affaires ... Et sous l'œil terne des agents immobilisés, le flot toujours montant des clandestines rassurées déborde des quartiers sombres, roule par les rues, inonde les boulevards, les gares, les casernes, détruisant sur son passage jeunesse et santé que nul barrage ne protège plus, que nos bons conseils, hélas ! insuffisants.

Et voilà pourquoi il faut changer le système.

B. — AU POINT DE VUE DE SON EFFICACITÉ

Ce système, pour être efficace, doit :

1º Assurer l'exécution des sanctions qu'il édicte ;

2º Diminuer réellement la morbidité vénérienne,

En est-il ainsi ?

1º *L'exécution des sanctions.* — A l'époque encore peu éloignée où l'arbitraire était la règle, les sanctions étaient à peu près exécutées dans les villes où il régnait. Des mains du commissaire de police, à la fois juge, témoin et ministère public, la fille passait directement à l'hôpital ou à la prison, par l'intermédiaire du panier à salade, dont les parois aveugles étouffaient toute réclamation.

Puis la lumière vint. Les filles furent régulièrement déférées (sauf à Paris) au Tribunal de simple police, après envoi à leur domicile d'un procès-verbal. Elles avaient de plus la possibilité de se pourvoir d'un avocat et d'avoir recours à tous les appels.

Ainsi transformé, le système devenait régulier. Du même coup il était réduit à l'impuissance la plus complète.

Car voici ce qu'il advint :

a) Le procès-verbal dressé, la fille commence par ne pas répondre à sa convocation. Elle est condamnée par défaut. Le jugement n'étant définitif que s'il a été signifié à la personne elle-même (art. 187 du Code d'instruction criminelle), on envoie l'huissier porteur de cette signification. Inutile de dire qu'il ne trouve personne, et remet le papier à la concierge ou à la mairie. Dans ces conditions, la dame a le droit de faire appel pendant un an... c'est à dire jusqu'au délai où la prescription est acquise !

b) Dans ce délai, la récidive ne peut jamais être relevée, car elle implique que la condamnation antérieure ait été définitive, ce qui n'est pas encore.

c) Cependant, si elle est atteinte, la prévenue pourra être condamnée à 5 francs d'amende. C'est la moyenne rarement dépassée des condamnations. Dans les cas aggravés de proxénétisme, elle pourra avoir en plus quelques jours de prison.

d) Mais il faudra pour cela épuiser la série des juridictions, car la prostituée étant considérée comme indigente, peut recourir gratuitement à l'appel devant le Tribunal correctionnel, au recours en cassation et au recours en grâce.

Toute cette manière de faire est reconnue légale par un arrêt de la Cour de cassation en date du 13 novembre 1911, en réponse à une lettre du Procureur général de Lyon. La légalité de ces procédés dilatoires, réservés jusque-là aux condamnés par défaut du Tribunal correctionnel, est désormais étendue à ceux du Tribunal de simple police, parmi lesquels rentrent les prostituées.

e) Il n'est pas inutile d'ajouter que les frais de ces procédures multiples sont supportés par le Trésor. D'un rapport très fouillé du Commissaire de police de notre ville, d'où je tire la plupart des détails qui précèdent, il appert que, en l'année 1910, 85.525 francs furent dépensés dans cette ville, dont 65.060 francs pour les huissiers audienciers ! Dans ces frais ne sont pas compris tout ce qui a dû revenir au greffier de la Cour de cassation pour les recours qui clôturent invariablement le cycle des appels.

Il est consolant de penser que cet argent n'est pas perdu pour tout le monde. Quant à la justice, il lui reste à mettre sous des verrous éphémères quelques jeunes effarouchées non encore prévenues de leurs droits, et de vieilles chevronnées qui préfèrent, pour une somme minime, purger leur condamnation au plus tôt et reprendre leurs lucratives occupations.

Dans certains cas, restés d'ailleurs assez rares, l'attaque fut plus directe, et le système administratif lui-même fut pris à partie par ceux-là même qui ont mission de défendre le droit et de maintenir l'ordre.

Tel fut le fameux procès de 1904 à Lyon, intenté par la fille F..., puissamment appuyée par la Ligue des Droits de l'Homme, aux agents qui l'avaient arrêtée. Sur déclaration d'incompétence du Tribunal, l'affaire fut renvoyée devant la Cour d'appel de Lyon qui condamna les agents, c'est à dire la Préfecture, à tous les dépens de l'affaire tant de première instance que d'appel.

L'année suivante, à Marseille, se passa un incident qui fit quelque bruit. Sur la plainte d'un avocat, le substitut se transporta à la prison et trouva là, comme de juste, un certain nombre de filles enfermées après arrestation sans actes réguliers. En application des articles 615 et 616 du Code d'Instruction criminelle, il les fit relâcher. Cela suscita entre M. Chanot, maire de Marseille, et le substitut une polémique violente, dont les échos, répercutés par la presse quotidienne, troublèrent longtemps la sérénité de la Police des mœurs.

En somme, au point de vue des sanctions, le système actuel n'est pas défendable, parce que leur exécution repose sur l'interprétation abusive de textes de lois, anciens ou récents, dont les moindres défauts sont l'imprécision et le manque de clarté.

2° *La santé publique et la morbidité vénérienne.* — Si le système administratif avait de toute évidence rendu d'incontestables services, il est bien probable qu'il n'aurait pas été attaqué avec une telle vigueur. S'il avait seulement donné les résultats que l'on pouvait attendre d'une organisation qui pendant plus d'un siècle a agi avec tout l'arbitraire désirable et à peu près sans contrôle, il est fort probable que son illégalité n'eut pas autrement impressionné l'opinion. Aussi la discussion de l'efficacité sanitaire des mesures policières a-t-elle été soulevée dès le début du procès actuel.

A. DE LA VALEUR DES VISITES MÉDICO-POLICIÈRES. — Cette question a été traitée dans toute son ampleur devant la Commission extra-parlémentaire, le 4 mars 1904, dans un duel oratoire resté célèbre entre les Professeurs Fournier et Augagneur. Prenant la défense de la réglementation, le premier réédita cet « argument du bon sens », comme il le dénomma lui-même, qui peut se résumer ainsi :

Étant donné qu'une prostituée moyennement achalandée a trois à six rapports par jour, on peut facilement calculer le nombre de contaminations évitées, lorsque, reconnue syphilitique et contagieuse, elle est mise pour un mois en traitement à l'ombre de Saint-Lazare. Car il est bien avéré que, poussées par les exigences de la lutte pour la vie, les prostituées les plus garnies de plaques muqueuses n'interrompent à aucun moment leurs occupations.

L'argument touche juste, et la preuve en est dans l'acharnement qu'ont mis les abolitionnistes à le combattre. En son honneur, le Professeur Augagneur déploya sa plus vigoureuse dialectique et s'efforça de démontrer la vanité de cette réclusion, puisque, obéissant aux lois immuables de l'offre et de la demande, la prostituée enfermée était aussitôt remplacée par une autre, prise dans le milieu clandestin, et probablement aussi malade que la précédente.

Il est exact que le nombre des femmes ainsi traitées est bien minime, comparé à celui de l'armée de la prostitution. Les clandestines, connues ou inconnues, sont et seront toujours plus nombreuses que les régulières. Est-ce une raison pour ne pas traiter celles que l'on peut dépister? Parce que les gendarmes n'arrêtent pas tous les voleurs, a-t-on parlé de supprimer la gendarmerie? Parce que la variole atteint de temps à autre des individus vaccinés, veut-on supprimer le vaccin? Non. Quand le hasard ou les règlements du moment nous permettent de découvrir des contagieuses parmi celles dont le métier est de forniquer avec tout venant, aucune considération morale ou sociale n'empêchera de penser qu'on a sauvé quelques existences en les obligeant au traitement? Le seul regret que l'on puisse avoir, c'est que les mailles, élargies chaque jour, du filet policier, réduisent à un chiffre insignifiant le nombre des traitées, et rendent ainsi illusoire toute réelle prophylaxie.

Assistons, si vous le voulez bien, à une consultation de ce genre, telle qu'elle se passe dans une quelconque ville de province de 100.000 habitants.

Le local sanitaire est dans l'hôtel de police, dans le bureau du commissaire ou à côté. Un meuble vénérable, dit visiteur, très curieux au point de vue historique et rétrospectif, permet aux femmes la position gynécologique. Il y a un spéculum vieux modèle, quelquefois un abaisse-langue. En général, le médecin est choisi parmi les vieux serviteurs de la démocratie, pour lesquels cette place constitue une honorable retraite.

Le défilé commence : d'abord les filles de joie ayant passé la cinquantaine, clientèle de tout repos qui passe rapidement, après avoir exhibé, pour la forme, une denture ébréchée ou des gencives saignantes. Puis les habituées adultes, fières de leurs droits, conscientes de leurs devoirs, d'autant plus tranquilles que leur syphilis noblement acquise dans les jeunes années, est bien connue de tous. Enfin trois ou quatre petites enfants, campagnardes ou ouvrières fraîchement débarquées, sales, malodorantes, surprises par un policier zélé dans le nouvel exercice de leurs délicates fonctions. Souvent elles sont saines, quoique pouilleuses ; mais ce sont là les plus inquiétantes, car le mois ne s'écoulera pas sans dommages pour elles et pour les autres.

En moyenne, dans cette ville, on fait ainsi défiler par semaine 20 à 30 personnes. Sauf pour quelques grandes villes, Lyon, Marseille, Bordeaux et surtout Paris, où la proportion est plus considérable, il est rare que ce chiffre soit dépassé.

Conclusion : le nombre des filles examinées est à peu près inexistant, si on le compare au total de celles qui vivent de la prostitution. Donc, à ce point de vue, le système actuel sans être complètement inefficace, est absolument insuffisant, et le deviendra, forcément, de plus en plus.

b) LA VALEUR DES STATISTIQUES. — De là à prétendre, comme le Dr Fiaux a tenté de le faire, que l'état sanitaire des clandestines est très supérieur à celui des inscrites, il y a loin. On s'est naturellement basé, pour soutenir ce paradoxe, sur des statistiques. Et, puisque l'occasion s'en présente pour la seconde fois, je veux ne pas céler mon opinion sur la confection et l'utilisation des statistiques.

Dans la séance déjà citée de la Commission extra-parlementaire, on a fait état de diverses statistiques, françaises ou étrangères, tendant à démontrer que la morbidité vénérienne est plus développée dans les villes à surveillance policière et qu'elle est insignifiante dans les autres. Une fois de plus le Dr Fiaux nous rappelle une vieille statistique de 1883, faite en collaboration avec Yves Guyot, dont voici les chiffres essentiels :

Morbidité vénérienne dans les maisons 25 %.

Morbidité vénérienne chez les inscrites 3 %.

Morbidité vénérienne chez les insoumises 0,7 %.

Ce qui revient à dire que plus une femme est examinée ou traitée par les médecins, plus elle est malade.

Cela prouve d'abord à quel point la conviction apostolique peut arriver, chez les idéologues, à étouffer l'esprit critique. Cela prouve ensuite la parfaite inutilité de toutes les statistiques, qui, suivant la façon dont on les présente, serviront à des fins diamétralement opposées,

Exemple : en Danemark, les statistiques sanitaires du Collège Royal de Santé ont démontré que le pourcentage des maladies vénériennes était plus considérable dans la période réglementaire (1874-1880) que dans celle qui suivit, où toute réglementation fut supprimée (1886-1893), comme les chiffres rapportés par Giersing semblent le démontrer. Mais comme, à cette dernière période, toute l'organisation policière, médicale, exécutive et administrative, avait été également supprimée, on peut vraiment se demander comment ont été réunis les éléments de cette seconde statistique ; et l'on peut simplement être étonné de trouver encore, dans cette seconde période, toute de liberté, un pourcentage apparent, alors que rien, sauf le droit commun, n'obligeait lesdites malades à venir se faire inscrire sur un quelconque papier officiel ! Au lieu que, dans la première période, dite de surveillance, l'action policière à elle seule augmentait singulièrement le chiffre de sa statistique, régulièrement fournie et tenue à jour jusque-là !

Mêmes statistiques, mêmes résultats et mêmes appréciations en Angleterre avant et après la suppression des Diseases Acts.

Autre exemple : Au Congrès de Bruxelles, on vit avec stupeur, dans une statistique, que la ville de Breslau fournissait le plus énorme pourcentage de blennorrhagies féminines de tout l'empire. Cette population était donc particulièrement atteinte ! Pas du tout. Cela signifiait simplement que, dans cette ville, les ordres très rigoureux du Professeur Neisser obligeaient tous ses aides à mettre le spéculum et à examiner au microscope les exsudats, ce dont on se dispense, en général, un peu partout. Le résultat était une énorme augmentation de la morbidité vénérienne dans cette ville, chiffre dont un esprit simpliste aurait facilement pu faire état pour prouver la nocivité de la réglementation !

Mêmes réflexions pour la statistique du Dr Fiaux. Le chiffre donné pour les femmes en maison, d'ailleurs très discutable, et contredit par quantité d'autres statistiques, est supérieur aux autres parce que aucune d'entre elles n'échappe au contrôle, — et que l'on peut augmenter indéfiniment le nombre des malades, en comptant comme telles, celles qui présentent, au col de la matrice, un exsudat muco-purulent. On peut ainsi trouver dans une même maison de 2 °/₀ à 50 °/₀ de malades suivant la mentalité de celui qui examine. Chez les inscrites, le chiffre est déjà plus approximatif, et le contrôle plus difficile, étant donné la regrettable rapidité des visites. — Enfin vouloir pourcenter les clandestines, dont le total pour les mêmes années, varie suivant les appréciations de 30.000 (Yves Guyot) à 100.000 (Maxime du Camp) est une de ces prétentions aussi vaine que les conclusions que l'on essayera d'en tirer.

Inutile d'ajouter que quantité d'autres statistiques (Commenge, Martineau, Mauriac, Butte, etc.) affirment l'effroyable proportion des insoumises syphilitiques. Je n'en ferais pas davantage état. La statistique, disait Martineau, est comme l'épée de Paracelse, qui pique par la pointe et guérit par la poignée. Je ne connais pas le maniement de l'épée de Paracelse, dont le pommeau renfermait, paraît-il, son génie familier, mais j'ai une grande expérience du petit jeu des statistiques, et c'est pourquoi je n'en userai pas.

3° *Inconvénients réels du système actuel*. — Il est entendu, d'après ce qui précède, que le système administratif ne peut prétendre à encarter et à faire examiner médicalement toutes les filles folles de leur corps. Mais on peut, à mon avis, adresser deux critiques autrement plus graves aux distributeurs de cartes sanitaires

A. — *Est-il scientifiquement possible d'affirmer sur un papier officiel l'état de santé d'une fille ?* Cette carte, valable pour 8 jours, sur laquelle s'étale un S fatidique, donne-t-elle réellement toutes les assurances que lui attribue le client partagé entre ses désirs inassouvis et la crainte de la vérole ? Salutaire hésitation, à laquelle mettra fin la vue d'une carte rose officiellement estampillée assurant la visite récente et la santé normale. Pour qui connaît la latence, l'intermittence et la durée de ces affections, il paraît logique de se demander jusqu'à quel point nous avons le droit de certifier cet état de santé.

La réponse ne peut faire l'ombre d'un doute : *Nous n'en avons pas le droit.* Le chancre mou, la plus décelable pourtant des affections sexuelles, peut survenir et devenir contagieux en 4 ou 5 jours. La blennorrhagie est à peu près impossible à dépister, et plus encore à traiter, chez les femmes, en dehors des accidents aigus de courte durée. Une femme peut contagionner dans l'après-midi, alors que, dans la matinée, le médecin n'avait pas constaté sur le col utérin la moindre mèche suspecte. Malgré toutes les médications, en supposant que le sujet consente à quelques semaines de thérapeutique suivie, une rechute est possible, ou une réinoculation.

En matière de syphilis, nous pourrions au moins avoir une assurance, si nous étions certains que la femme fut syphilitique de 3 ou 4 ans, ayant passé la période contagieuse habituelle ; c'est là une certitude qu'il serait possible d'avoir. — C'est la seule que l'on ne demande pas. J'en reparlerai ailleurs. Par contre, on délivre, après un regard rapide sur les muqueuses, des cartes de santé à d'affreuses syphilitiques secondaires, non pourvues d'accidents à l'heure où elles sont examinées, mais qui peuvent le surlendemain posséder les plus authentiques plaques muqueuses, et donner les plus belles syphilis.

Là est le vrai danger. — Il est dans cette fausse assurance que donne l'encartage administratif, assurance qui, pour la foule pleine d'ignorance et de bonne foi, se présente avec les caractères de l'absolue certitude, telle que la confèrent le visa officiel et l'estampille de notre gouvernement.

B. — *La réglementation n'éloigne-t-elle pas du traitement ?* N'y a-t-il pas là un autre danger, encore plus grave ? N'est-il pas possible, comme l'a soutenu Augagneur en bien des circonstances, que la peur de la réglementation et du traitement hospitalier obligatoire ne détourne les filles malades des médecins et de la médication ? Cette terreur de la police n'a-t-elle pas contribué, en les éloignant de nous, à rendre la prostitution encore plus dangereuse ?

L'argument est spécieux, mais non sans valeur. Les filles malades ont en effet d'excellentes raisons de chercher à fuir l'agent rafleur : non que la cellule et le panier à salade soient bien redoutables ; ce sont là petites misères, quoiqu'en disent les bonnes âmes apitoyées. Mais la détention pendant 3 ou 4 semaines, dans un hôpital ou ailleurs, est autrement plus grave, car c'est l'interruption du commerce et la misère à la sortie. Donc mieux vaut fuir le traitement. Et cette terreur instinctive du service spécial, la fille l'étend à tout établissement, dispensaire ou hôpital, où elle serait susceptible d'être traitée, mais à l'ombre duquel il lui semble toujours discerner le képi d'un agent ou la main prenante d'un inspecteur de la brigade.

A cet égard, j'aurai l'occasion de le redire, nous

avons fait à Lyon, à mon instigation, une expérience de quelque valeur. Depuis l'année 1910, le service sanitaire, au lieu de se contenter d'examens suivis d'envois à l'hôpital, fut transformé en une manière de dispensaire où toute femme, publique ou non, pouvait se présenter. Elle était examinée, et, s'il y avait lieu, on instituait un traitement ambulant, réservant l'hôpital aux cas particulièrement graves. Le bruit de cette transformation se répandit rapidement, et, en quelques mois, le chiffre de nos clientes volontaires fut simplement doublé. J'ai publié, dans le *Paris Médical* de mars 1913 les chiffres comparatifs des premiers mois de 1909 (ancien système) et de 1910 (nouveau système). Ils sont, de toute évidence, un argument de plus en faveur de ceux qui voient dans l'allure policière des services spéciaux et leurs obligations tracassières une cause d'éloignement pour les filles malades ou non.

Est-ce à dire que toute liberté doit leur être laissée sur ce terrain? Non. Je crois que la grosse majorité d'entre elles s'accommoderaient fort d'être traitées sans être molestées. Mais dans cette classe sociale comme dans les autres, il y a des mauvaises têtes, des récidivistes, et des imbéciles. Avec celles-là, la persuasion n'a qu'un effet médiocre, même s'il s'agit de leur propre intérêt. Des hautes conceptions sociales actuelles, elles ne prendront que ce qui peut flatter la grossièreté ou la satisfaction de leurs instincts. Pour celles-là, qui, pas plus que les autres, n'ont le droit de léser autrui par l'abus de leur propre personne, la loi est nécessaire, mais une véritable loi, basée sur de solides principes et susceptible d'une rigoureuse application.

4° *La loi des trois ans..... ou des cinq ans.* — En mon âme et conscience de médecin sanitaire, je déclare solennellement qu'un seul élément permet d'assurer la non contagion, dans la limite des prévisions humaines. *Cet élément, c'est le temps.* La syphilis jouit de la propriété singulière de perdre sa virulence avec les années, propriété bien démontrée, malgré quelques objections dont je parlerai tout à l'heure. Dans la vie courante, cette innocuité est largement utilisée dans toutes les circonstances où un syphilitique ancien sollicite l'autorisation de se marier. Je rappellerai l'enquête faite sur ce sujet par Civatte en 1907 auprès de tous les vénéréologues d'Europe : la réponse fut unanime, peut-on dire, puisqu'un seul, Mibelli, s'opposait au mariage dans ces conditions. C'est donc là une vérité première indiscutable.

Pourquoi ne pas utiliser cette précieuse propriété, et ne pas accorder, dans le monde de la prostitution, certains privilèges à celles que les années et le traitement auraient ainsi immunisées ? Voyez quelle assurance plus sérieuse pourrait donner l'État, si un triage discret permettait de réunir en ses maisons publiques un lot de pensionnaires auxquelles les années d'épreuves — dûment constatées par les certificats médicaux et les analyses du sang — auraient conféré cette si désirable innocuité à l'égard de la plus grave des maladies vénériennes. Et ne voyez-vous pas que ce serait la seule façon — je dis la seule — de donner une apparence de raison à cette distribution de cartes polychromes, qui, aujourd'hui, n'est que la plus lamentable des comédies.

Je connais les objections, et crois devoir les rappeler. Les amateurs de chair fraîche ont tout d'abord objecté *l'âge* des personnes ainsi offertes à leur ardeur. Qu'ils se rassurent ! Il y a unanimité parmi ceux qui se sont livrés à ce genre de recherches pour fixer de 17 à 20 ans l'âge auquel la future prostituée contracte le plus habituellement la syphilis. Leur rentrée dans la vie active, si j'ose m'exprimer ainsi, coïnciderait donc avec cette belle période de 20-30, où la femme, au dire des connaisseurs, sait joindre aux charmes encore solides de la jeunesse les agréments et l'expérience de la maturité.

Dans un ordre d'idées moins frivole, on a signalé *la présence d'accidents secondaires après les trois années.* La chose est possible, car il ne faut jamais rechercher l'absolu dans les lois biologiques. Un traitement retardé ou insuffisant peut expliquer ces récidives qui autoriseraient un « rabiot » de traitement d'un ou deux ans. Le fait, s'il se présente, peut être considéré comme une infime exception. La meilleure manière de s'en convaincre est de parcourir les fiches des prostituées inscrites pendant de longues années dans les Services Sanitaires. J'avais fait ce travail en 1904, en collaboration avec le Professeur Augagneur à l'Antiquaille. Les résultats, consignés dans la thèse de Fourcade (Lyon 1904) démontrent que, chez ces femmes, examinées toutes les semaines pendant des années, on trouve *très rarement*, à peu près jamais, des accidents secondaires après la deuxième année.

Mais les accidents tertiaires ne sont-ils point contagieux ? Cette opinion eut une certaine vogue en 1896, à la suite d'un rapport de Féulard, qui avait réuni une vingtaine de cas de femmes mariées à des syphilitiques anciens, et chez qui, un beau jour, apparut un chancre induré. — On peut prévoir quelle valeur j'accorde à cet argument qui fait de la vertu féminine un argument scientifique ! Mais je préfère rappeler simplement les paroles par lesquelles Besnier, présidant la séance, accueillit cette révélation : « Tous ces cas, dit-il, sont sujets à caution en raison des circonstances de la contamination. La bonne foi de la personne contaminée n'est pas un argument suffisant, et la vertu féminine n'a pas une solidité telle qu'elle puisse servir à étayer cette hypothèse. Il est probable qu'en pareil cas une syphilis plus jeune, et extra-matrimoniale, était souvent l'auteur du méfait. »

J'ai eu l'honneur, à mes débuts, d'être reçu chez Besnier, et je savais qu'il était non seulement un grand médecin, mais un sage.

Il est vrai qu'on a quelquefois retrouvé des spirochœtes dans des ulcérations tertiaires. Du moins l'a-t-on affirmé. Mais je sais aussi que Tanturri, Profeta, Finger, se sont risqués à des inoculations qui sont restées négatives. Et puis on ne va pas trop se frotter sur des syphilomes ulcérés ! D'ailleurs le spirochœte type, tel qu'il nous fut décrit par Schaudinn et Hoffmann, traverse en ce moment une mauvaise phase. On le divise, on le segmente, on lui décrit de multiples formes... Attendons ; d'autant que le spectacle de la vie, telle qu'elle se passe autour de nous, suffit à nous convaincre de notre bon droit.

J'ai soutenu publiquement cette proposition pour la première fois au congrès de l'A.F.A.S., à Lyon en 1904 — et pour la dernière fois dans les Annales des Maladies Vénériennes en 1919. — Je ne prétends d'ailleurs qu'au simple rôle de vulgarisateur, car voilà bien longtemps déjà que les vieux maîtres conseillent à la jeunesse inexpérimentée, mais ardente, la fréquentation des courtisanes mûres. Bien que cette idée soit certainement plus ancienne, j'ai trouvé son expression sous la plume de Ricord, puis de Stoukowenkoff, qui fit un long plaidoyer sur ce sujet au congrès de Genève, en 1889, puis de Besnier, Fournier, Augagneur, Barthelemy... Et je ne saurais terminer cette liste sans accorder un souvenir et un hommage à un ancien médecin de l'Antiquaille, le Dr Dron, qui mit à propager cette loi des trois ans toute sa science et son esprit.

En réalité, cette admission des seules syphilitiques anciennes dans les maisons, si elle pouvait jamais devenir réglementaire, ne ferait que reconnaître ce qui se passe actuellement. On peut affirmer que la moyenne des femmes syphilitiques dans les maisons tolérées, est de 8 ou 9 sur 10, parmi lesquelles j'ai le regret de compter de temps à autre des secondaires, et, chose plus grave, des méconnues, que décèle un accident ou une analyse du sang. Inutile de dire que, dans ma conception, tout cela serait impitoyablement expulsé des maisons — et pour trois ans au moins, au lieu que maintenant, elles y rentrent trois semaines après, vaguement blanchies par un traitement.

Par contre, je désignerais à toute la sollicitude des pouvoirs publics la courtisane vaccinée par la syphilis, traitée par des médecins, aguerrie par l'expérience ; et je conseillerais aux tenanciers de lui faire, dans la plus close des maisons, le plus douillet de tous les nids pour qu'elle n'ait jamais envie de s'en aller.

Et cela ne serait point si ridicule !

§ 5. COMMENT MODIFIER OU REMPLACER
LE SYSTÈME ACTUEL

Je dis : modifier ou remplacer. Il est évidemment bien plus facile de faire table rase de tout ce qui existe, d'ignorer les efforts antérieurs et de nier les difficultés pratiques inhérentes à l'époque ou au milieu. On peut alors édifier avec la plus impressionnante virtuosité des systèmes impeccables, dont le moindre défaut est de ne pas être applicables, ni même discutables.

Je crois que nous devons faire la part des circonstances actuelles, qui imposent aux pouvoirs publics une action immédiate, sinon radicale, et aussi de la lenteur bien connue de la législation en pareille matière. Il est certain que le projet de loi déposé par la Commission extra parlementaire verra le jour dans quelques années, s'il le voit jamais; il est au moins vraisemblable que cette décision sera une occasion nouvelle de passes oratoires entre abolitionnistes et répressionnistes jusqu'à l'heure tardive, où, les protagonistes étant également épuisés, la séance se termine par un quelconque ordre du jour ou un renvoi à une commission.

Que ces considérants servent d'excuse au paragraphe suivant, où nous parlerons des moyens d'améliorer le système actuel avant d'envisager son remplacement.

I. Des améliorations possibles du système actuel

Ces modifications peuvent porter :

1° Sur l'application même des règlements actuellement existants.

2° Sur la légalisation des procédés de surveillance qui ne sont pas contraires au droit actuel.

1°. *L'application des règlements actuels*. — Cette modification peut être immédiate. Car elle porte sur la manière dont magistrats et policiers sont arrivés à interpréter et à comprendre les règlements régissant la morale publique. Conscients de l'hésitation de la loi en face de la prostitution, mis en présence des responsabilités à encourir en cas d'incidents ou d'appels, ils sont arrivés à étendre cette mentalité débonnaire à tout ce qui touche à la morale et même à l'ordre public, y compris le proxénétisme qui bénéficie par contre-coup d'une lamentable indulgence, quand, par hasard, il est décelé. Le raccrochage s'effectue, bruyant et querelleur, dans les endroits les plus publics ; une armée de filles de joie entoure les gares, les usines, les hôpitaux, les casernes, et les accords s'effectuent presque publiquement, ou dans le bar le plus voisin. Pas un comptoir qui n'ait ses deux ou trois serveuses et son arrière-boutique à lit de sangle. Les souteneurs pullulent et les maisons de passe ont doublé.

Eh bien, parcourez les rubriques judiciaires : les délits de ce genre sont en nombre insignifiant. Les filles sont relâchées de suite, mineures ou non ; la directrice d'une maison de passe illicite, s'en tire avec 50 fr. d'amende, le gain d'une toute petite soirée, le souteneur déserteur se voit « exclu » pendant deux ou trois ans, et ira, loin des casernes, creuser quelque route, ou, dans les cas graves, rêver à l'ombre propice d'un préau de prison.

Quelquefois les administrateurs s'indignent de ce relâchement. Un arrêté rigoureux prescrit la fermeture des bars, comptoirs et autres où sévissent les prostituées. Alors les commissaires de police se retranchent derrière le manque de personnel et assurent qu'il faudra mettre un agent de garde à la porte de chaque bar, si l'on veut en assurer sa fermeture ! Ayant ouï pareille réponse, j'en certifie l'authenticité.

C'est là une singulière conception du principe d'autorité. S'il fallait, pour se faire obéir, appréhender au corps chacun des délinquants, l'ordre serait impossible. J'ai toujours appris qu'on agissait par l'exemple : un délit étant démontré, il faut « visser » le délinquant avec assez de rigueur pour ôter aux autres l'envie de l'imiter. Je n'ai jamais vu que l'on agisse autrement quand on veut réellement obtenir quelque discipline et être obéi. Ce n'est malheureusement pas la mentalité de notre administration judiciaire, à quelque degré que ce soit.

Et cependant, tant qu'une législation nouvelle n'est pas intervenue, les anciens règlements ont force de loi, puisque, jusqu'ici, la Cour de cassation les a toujours admis et soutenus. Si discutables qu'ils soient, il faut donc s'en servir, pour tout ce qui concerne l'ordre public, avec force, avec intelligence, et sans crainte des représailles. « On peut avoir des affaires désagréables, dira-t-on, si un avocat ou une ligue quelconque s'en mêle. » C'est là un excellent argument pour ne rien faire — mais à ma connaissance, les condamnations du genre de celle de Lyon ne se sont pas renouvelées. Et, dans les circonstances que nous traversons, l'avocat spécialisé dans la sauvegarde des prostituées, ne trouverait peut-être plus dans les cours ou les jurys d'aussi complaisants auditeurs. Du moins faut-il l'espérer.

Voilà pourquoi je suis reconnaissant au Ministre de l'Intérieur qui a lancé la circulaire de juin 1919 — et au Dr Faivre qui l'a inspirée. Elle encouragera les timides qui ont besoin d'être « couverts » et autorisera à agir les partisans d'une raisonnable répression. En attendant la reprise des discussions de principe, c'était la meilleure solution, et il est très heureux qu'elle ait été prise.

2° *De quelques légalisations nécessaires*. — Pour que le système actuel puisse fonctionner, au moins provisoirement, il est de toute nécessité de l'étayer. Le replâtrage n'a qu'une valeur relative, c'est entendu; mais celui qui ne sait pas se contenter du relatif fera mieux de renoncer à l'étude des questions sociales. C'est en réclamant l'absolu et les transformations radicales que l'on écarte les améliorations et qu'on lasse les bonnes volontés.

A. UNE LOI SUR LE RACOLAGE est nécessaire, absolument nécessaire, bien que divers arrêts de la Cour de cassation reconnaissent sur ce point aux maires les pouvoirs les plus étendus (26 mai 1900, 12 janvier 1906, 7 décembre 1912). Le principe en a été admis par tous, abolitionnistes et réglementaristes. Les articles ont été minutieusement exposés et discutés au sein de la commission extra-parlementaire (art, 25 du projet de loi). Avec une grande sagesse, les juristes de la commission ont précisé les conditions dans lesquelles serait constitué le délit de racolage, et les dispositions à ajouter aux articles 479, 480, 482 du Code pénal. Ces dispositions fixent les pénalités qui, suivant les cas et les récidives, iraient de 11 francs à 200 francs d'amende et de 5 jours à 2 mois de prison, dans les formes et avec les garanties légales (Fiaux, t. II. p. 880). Ces propositions ont été, en 1908, présentées au Gouvernement, avec tout le projet de loi, dans le rapport de M. Hennequin. Elles ne sont pas destinées à être distraites de ce projet, mais elles pourraient fort bien servir de base à une discussion parlementaire, qui pourrait, si la passion politique ou de mystérieuses questions de principes n'interviennent pas, être liquidées en deux heures. Car aucune opposition sérieuse ne pourrait se dessiner dans les circonstances actuelles. Tel est l'avis de tous ceux à qui j'ai pu en parler isolément. Mais la crainte de raviver les querelles d'école arrête les meilleures intentions. Peut-être faudra-t-il attendre un bon scandale, sous l'aiguillon duquel les maîtres de l'heure se décideraient à intervenir, comme cela s'est vu pour nombre de lois sociales, autrement plus importantes.

B. LA RÉGLEMENTATION MUNICIPALE. — Pour consolider cette proposition, une seconde loi serait nécessaire, précisant *les pouvoirs des maires en matière de répression de la prostitution*, les obligeant à rester sur le terrain de la légalité, mais leur donnant sur ce terrain, déjà élargi par la Cour de cassation, toute l'aisance désirable. Une loi générale sur la prostitution serait préférable, bien entendu. Elle viendra en son temps, espérons-le du moins. Mais, en attendant, non seulement on doit laisser aux maires la faculté d'assurer le bon ordre, la sûreté et la salubrité publique dans leur ville (Art. 97 de la loi municipale 1884), mais encore il faut admettre de façon expresse qu'ils ont le droit strict de prendre des arrêtés lorsque le bon ordre est menacé du fait de la prostitution. Le mot lui-même n'est pas prononcé dans la loi, clamait Yves Guyot. Il n'y est pas davantage question de cycles ou d'automobiles, ce qui n'a jamais empêché les maires de prendre des mesures contre les excès de ces nouveaux engins dès leur apparition. Mais puisque la chose est discutée, il faut préciser, affermir les pouvoirs municipaux et en même temps les délimiter, de façon à en empêcher les abus.

D'autant que les conditions sont tout à fait différentes suivant les localités. Il y a en France une vingtaine de grandes villes où des mesures sévères seraient nécessaires. Partout ailleurs la prostitution publique officielle est à peu près inexistante ; un garde champêtre débonnaire et asthmatique suffit largement à assurer le service d'ordre. Mais, en cas de besoin, il faut que le maire puisse appuyer ses décisions sur une loi indiscutable, et c'est là justement ce qui n'est pas.

II. — DE L'ABOLITION DU SYSTÈME ACTUEL ET DE SON REMPLACEMENT

De ce point de vue, strictement administratif, il ne paraîtra pas déplacé de jeter un coup d'œil sur les systèmes adoptés par les États de l'Europe autant qu'il est possible de le faire dans les circonstances actuelles. Cette rapide étude de législation comparée nous apparaît comme la préface nécessaire de ce paragraphe.

A. — *Étude comparée des systèmes actuels.*

Ces systèmes peuvent se grouper sous trois chefs :

1º *La réglementation policière légale et réelle.* — Ce système est adopté par la majorité des États de l'Europe et particulièrement dans les Empires Centraux, du moins avant la guerre. Les bases sont celles des règlements français, aggravés par des mesures plus sévèrement répressives, dont l'exécution est assurée par un personnel plus nombreux et plus spécialisé.

En Allemagne : la loi du 15 mai 1871 fournit un solide fondement à la réglementation. Sa caractéristique est la reconnaissance du délit de prostitution (Art. 361 du Code pénal), jugé par un tribunal régulier et puni de peines sévères (6 semaines de prison à deux ans de détention). La visite sanitaire et l'hospitalisation sont obligatoires, dans des conditions qui passeraient chez nous pour terriblement vexatoires. Le traitement, est en général, largement assuré dans des hôpitaux spéciaux. La prostitution est poursuivie très rigoureusement et les maisons de tolérance interdites... en théorie, du moins.

Tout ce système a été longuement exposé et défendu par Neisser, au congrès de Bruxelles. D'après ses chiffres et ses dires, il semblerait que l'on soit arrivé à une répression qui ne serait pas seulement de surface, et qui, malgré l'importance de la clandestinité, assurerait une propreté relative dans la plupart des villes d'Allemagne, Berlin excepté.

En Autriche, les prétentions sont égales, mais les résultats sont plus médiocres. Il y a, comme chez nous une carte sanitaire, des inscriptions et quelques maisons de tolérance. Mais le nombre des inscrites est tellement infime comparé à celui des clandeslines, que ce pavillon sanitaire ne couvre même pas la marchandise avariée qui le déborde.

En Italie, la réglementation fixée par le décret de 1905 (Décret Fortis), est essentiellement prophylactique, mais une police sérieuse doit veiller à son exécution. L'assistance médicale dans les dispensaires et les hôpitaux est très bien organisée. La maison publique est la base du système. Le proxénète, personnage presque officiel, est responsable de la santé de sa maison, dans laquelle policiers ou médecins inspecteurs peuvent pénétrer à tout instant. La liberté individuelle est sauvegardée d'une façon délicieusement italienne : aucune femme reçue dans un local de prostitution ne pourra être, contre sa volonté, soumise à la visite sanitaire ; mais dans ce cas, elle sera présumée infectée et traitée comme telle (Art. 16).

Ce règlement se trouve *in extenso* dans Fiaux (t. II, p. 1018).

Au point de vue des « locaux de prostitution » cette réglementation outrancière, mais réelle, peut donner d'excellents résultats, si elle est appliquée, et elle peut l'être sans difficultés. Quant à la prostitution libre, elle est simplement soumise à quelques dispositions générales contre la décence publique. (Règlement Nicotéra 1891) et s'exerce avec une simplicité, je dirai même une familiarité, qui n'est pas l'une des moindres curiosités de ce beau pays.

À peu de choses près, l'Espagne, le Portugal, la

Roumanie, ont adopté un ensemble de mesures comparables à celles qui sont en vigueur chez nous.

2° Réglementation prophylactique et sanitaire. — Étatisme sanitaire. — Voici un autre genre de réglementation, aussi tyrannique, plus tyrannique peut-être que le précédent, mais édifié sur des principes totalement différents. Ces principes sont en vigueur dans les pays scandinaves. Nous pouvons prendre comme modèle du genre la loi danoise du 30 mars 1906 (V. Fiaux, t. I, p. 727). Voici le résumé des articles essentiels qui nous permettront d'apprécier l'esprit de la loi.

1° Suppression absolue de la prostitution officielle et de la police des mœurs.

2° La prostitution est assimilée au vagabondage et traitée en conséquence, suivant les lois existantes.

3° Le racolage et la provocation à la débauche sont punis d'amendes ou de prison à forte dose. En cas de récidive, les travaux forcés. Le proxénète est également passible des travaux forcés pouvant aller jusqu'à deux ans.

4° Le délit de contamination est puni de prison, d'internement dans une maison de correction. De plus le coupable doit payer les frais de traitement et l'indemnité que réclame sa victime.

5° Toute personne atteinte de maladies sexuelles doit obligatoirement se présenter chez un médecin et se faire traiter, gratuitement ou non. Ce médecin devient alors un véritable policier. Car il doit intimer à son malade l'ordre de se présenter à telles dates fixes, ou d'entrer à l'hôpital pour un temps donné, suivant le cas. De plus, dans des rapports hebdomadaires au médecin du district, ledit médecin doit indiquer à combien de personnes il a donné ses soins, et si elles se soumettent aux injonctions de la loi. En cas d'oubli, volontaire ou non, de sa part, il peut être condamné à une amende de 200 couronnes.

La visite sanitaire est obligatoire pour les « vagabondes », et l'hospitalisation également, sur l'ordre du médecin. En cas de refus, le tribunal peut intervenir. La sortie de l'hôpital sans la permission du médecin est punie de 20 à 30 jours de prison.

La police peut défendre l'emploi de ces femmes dans tous les cafés ou restaurants.

Cette loi est complétée par une série de dispositions relatives à la protection des enfants en nourrice et de la jeunesse abandonnée.

Mais ce résumé suffit pour donner une idée de cette législation draconienne, où le médecin joue le rôle essentiel.

3° *Réglementation de droit commun en dehors de toute Police des mœurs.* — Dans quelques pays, en Angleterre, en Hollande, dans plusieurs cantons de la Suisse, et aussi aux États-Unis,

le législateur a systématiquement refusé de créer
pour la prostitution un casier spécial, aussi bien au
point de vue réglementaire qu'au point de vue prophylactique. Ses faits et gestes tombent sous le
coup de la loi commune, qui lui consacre quelques
articles, plus spécialement dans les mesures prises
contre le racolage, le vagabondage, et le proxénétisme.

Depuis mars 1886, date de l'abrogation des Con-
tagious Diseases Acts, dont la rigueur avait déclanché
la campagne abolitionniste, l'Angleterre vit sous ce
régime, dont voici les traits essentiels :

1° En principe la prostitution est libre, mais le
délit de racolage, prévu par le metropolitan police
Act, édicte une amende assez forte (40 schillings)
pour tout acte de ce genre, effectué dans un lieu
public et susceptible de gêner les passants. La fille
arrêtée est menée au poste de police où le magis-
trat du tribunal du district décide de l'amende sur
le témoignage de l'agent et si possible d'autres personnes. Elle peut appeler des témoins à décharge
et se faire défendre par un avocat.

2° Même conduite est tenue envers celles qui « se
comportent d'une manière bruyante ou indécente
dans les lieux publics » (Loi sur le vagabondage de
1824). Une amende la première fois, un mois de
prison au hard labour en cas de récidive.

3° Toute personne qui favorise la prostitution ou
la laisse perpétrer, comme propriétaire ou locataire

d'un local quelconque, peut être condamnée à une amende de 500 fr. et trois mois au plus de prison avec ou sans hard labour. — Le second délit porte la peine à 1.000 fr. et quatre mois... et ainsi de suite. Pour les propriétaires de cafés, bars, etc., l'amende va de 250 à 500 fr. avec possibilité de leur retirer la licence de leur établissement.

Tel est le système, dit « abolitionniste » de l'Angleterre, où l'on voit l'accord d'une sage rigueur avec les exigences de la liberté individuelle, mais aussi un oubli un peu exagéré de la question thérapeutique.

Nous bornerons là cette étude rapide de législation comparée. Certes, d'autres conceptions se sont fait jour et sont même adoptées par de grands peuples, sans que l'arrivée des idées modernes ait pu modifier sérieusement des coutumes créées par les préjugés religieux, d'ancestrales habitudes et le manque absolu de législation. Si le Japon est arrivé à faire revivre, dans les splendides palais réservés des grandes villes, le souvenir des hétaïres de la Grèce antique, les populations musulmanes et bouddhiques en sont restées à de plus simples réalisations, conformes au génie de leur race. Dans les tribus, l'Arabe se jette sur la femme à peine nubile, qui est livrée, tant qu'elle est utilisable, à la brutalité de ses coreligionnaires, après quoi elle sert de bête de somme. Le cas bien connu des Ouled-Naïls est rare. Dans les grandes villes, la prostitution est presque toujours assurée par des étrangères... plus expertes et plus civilisées. En Chine l'enfant est dressée dès l'enfance à la satisfaction assez compliquée des instincts sensuels des Orientaux. Plus âgée, elle saura remplacer par une aimable science les charmes moins capiteux de la jeunesse. Après quoi, elle finit dans la misère, après avoir fait gagner beaucoup d'argent à la maison qui l'occupe. Et comme elle ne peut y rentrer qu'avec l'assentiment des parents ou mari, la loi n'a rien à y voir.

B — *Conclusions*

Des trois systèmes ainsi brièvement résumés, le second, dit *Étatisme sanitaire*, adopté dans les pays scandinaves, ne nous paraît pas devoir faire, de longtemps, l'objet d'une discussion dans notre pays. Sous le couvert de la salubrité publique, et avec la plus impitoyable logique, il intervient d'une façon tyrannique dans la vie publique, la vie privée, les affaires de famille et le cabinet médical. Ces lois heurtent non seulement nos habitudes de liberté individuelle, mais encore le choix volontaire du médecin, et le secret professionnel. Quand on voit, pour d'autres maladies plus avouables, la difficulté et la rareté des déclarations officielles, on peut prévoir ce qui se passerait pour la syphilis. La médecine clandestine fleurirait plus que jamais, ou plutôt tout médecin spécialiste serait obligé de devenir plus ou moins clandestin.

Que cet ensemble de formalités rigoureusement prophylactiques puisse séduire certains esprits théoriques, cela se conçoit. Ainsi en advint-il au congrès de Londres, en août 1913, où une majorité imprévue adopta un ordre du jour instituant la police d'État et supprimant le secret médical. Mais il faut savoir que ce vœu fut adopté à une heure de l'après-midi, heure à laquelle les bons latins, individualistes et sceptiques, avaient été paisiblement déjeuner, au lieu que les germano-scandinaves, ruisselants de sueur sous la coupole de l'Albert-Hall, étaient restés stoïquement fixés sur leurs sièges jusqu'au vote terminal, que l'on oublia d'ailleurs de nous lire en français.

Deux systèmes restent en présence :

Le système répressionniste policier, d'ailleurs illégal, incomplet et mal appliqué, a pour lui le fait d'exister et d'exister depuis longtemps en France, sans que ses adversaires se soient bien accordés sur le mode de remplacement. Comme il est certain qu'aucune discussion de grande envergure, susceptible d'amener un changement radical de la loi, ne s'engagera de longtemps sur ce sujet — nous en sommes réduits, en attendant, à souhaiter un renforcement du système, dans le sens de sa légalisation, comme je l'ai dit plus haut.

Ces vœux pourraient se formuler ainsi :

1° Application rigoureuse, et surtout intelligente, des règlements administratifs actuels. La circulaire de juin 1919 indique le sens de cet esprit nouveau, qui met très nettement les résultats sanitaires au premier rang des préoccupations administratives ;

2° Application non moins rigoureuse des nouveaux articles du Code qui concernent le proxénétisme sous toutes ses formes ;

3° Légalisation des règlements locaux qui régissent encore aujourd'hui le racolage ;

4° Légalisation des arrêtés concernant la prostitution, soit par le renforcement du pouvoir des maires, soit par une loi générale s'appliquant à toute la France, comme le propose la commission extra-parlementaire ;

5° Enfin, et surtout, application immédiate et aussi étendue que possible des mesures sanitaires médicales dont il sera question dans le chapitre suivant.

Ces mesures ne seront que provisoires, pourront arguer ceux qui, sous prétexte d conceptions plus radicales, aboutissent habituellement à l'inertie. C'est possible, mais leur adoption permettra au moins une action plus efficace, jusqu'au jour, que nous souhaitons prochain, où le Parlement se décidera à traiter cette question dans toute son ampleur.

Quand ce jour viendra, il est fort probable, étant donné la tournure actuelle des esprits, que la discussion s'engagera sur le terrain abolitionniste, en prenant pour bases les articles du projet de loi de la commission extra parlementaire, rapporté par

MM. Augagneur et Bulot et déposé par M. Hennequin. On peut le lire in extenso dans les deux
volumes de Fiaux et on le retrouvera à tout instant
dans cet ouvrage. Pour le résumer, dans ce qui
concerne sa partie administrative, on verra que le
Titre I supprime l'inscription et la police des mœurs
ainsi que le pouvoir administratif des maires, qu'elle
remplace par le régime de la loi unique et applicable
à tous, sans obligations restrictives particulières à
la prostitution. Le Titre III s'occupe du racolage et
de la provocation publique à la débauche, qu'elle
définit très complètement et qu'elle punit avec une
louable sévérité (V. p. 176). Dans le Titre V se
trouvent encore deux articles relatifs au délit de
contamination intersexuelle (V. p. 97) et au
traitement *obligatoire* des malades racoleuses et
récidivistes (Art. 32). C'est autour de cet article 32
que se livrera évidemment la grande bataille entre
répressionnistes et abolitionnistes. Souhaitons que
ce soit la dernière, car c'est grande pitié de voir les
réunions de ce genre se terminer toujours par de
belles paroles, cependant que continuent à divaguer
les prostituées porteuses de germe, au grand dam de
nos enfants. Si de tels discours étaient simplement
oiseux, nous en prendrions aisément notre parti,
mais ils ont le tort très grave d'affaiblir, sans les
remplacer, les seuls moyens prophylactiques actuellement en vigueur et de les rendre inutilisables, ce
qui sera la meilleure façon de démontrer, plus tard,

La Prophylaxie des maladies vénériennes.   11.

qu'ils ne servent de rien. Ce sont là procédés courants en matière politique ; il est regrettable qu'on les ait vus intervenir en cette affaire qui aurait dû rester prophylactique et médicale.

CHAPITRE V

PROPHYLAXIE MÉDICALE
ET SANITAIRE

J'entends sous ce titre l'ensemble des moyens scientifiques, à la fois thérapeutiques et préventifs, dont nous disposons, nous médecins, pour lutter contre la maladie elle-même ou contre sa propagation.

Contre la maladie elle-même, notre action est d'autant plus indiquée que nous connaissons aujourd'hui de façon très suffisante l'étiologie des affections vénériennes, et chose plus intéressante, leur traitement. En attendant que l'on trouve mieux encore, il est déjà permis d'affirmer que les médications actuelles, maniées par des mains expertes, permettent, sinon la guérison immédiate ou absolue de l'affection, du moins la disparition dans des délais très courts des accidents contagieux, disparition qu'il dépend du médecin de rendre définitive, par des traitements intensifs et réguliers. Il est facile de comprendre quelle heureuse répercussion peut avoir, au point de vue prophylactique, cette réduction de la période contagionnante.

Contre l'extension de ces maladies, le médecin dispose en outre, du précieux avantage de connaître leurs agents, leurs modes de propagation, leurs effets et leurs modalités cliniques. De toutes les infections, les maladies vénériennes sont celles qui ont l'état civil le plus complet, permettant à ce point de vue les études les plus précises. Avec les connaissances actuelles, il n'est pas de maladies dont il soit plus facile de se préserver, si chacun a la volonté de le faire. Là encore, c'est au médecin, servant de guide à la loi, que revient ce rôle, j'allais dire cet apostolat.

Sans insister plus qu'il ne convient en cet ouvrage prophylactique, nous croyons donc devoir rappeler successivement : l'effet de la thérapeutique, les moyens d'action dont dispose le médecin, les garanties médicales qu'il doit à la Société.

§ 1. L'ACTION DE LA THÉRAPEUTIQUE

A cet égard nous devons envisager successivement les trois maladies dites vénériennes, nous bornant, comme de juste, à quelques indications très générales.

1° *La syphilis.* — Je laisse complètement de côté les données médicales pour m'en tenir à la seule prophylaxie.

A — LES PRINCIPES. — La prophylaxie médicale de

cette affection repose tout entière sur deux principes cliniques :

1° La syphilis est contagieuse pendant les deux premières périodes de son évolution d'une durée moyenne de trois ans. Passé ce délai, la transmission est exceptionnelle ;

2° Pendant ces périodes, la contagiosité est surtout due aux poussées d'accidents muqueux, qui sont elles-mêmes intermittentes, et en proportion inverse du traitement suivi.

Donc, si, pendant cette période contagieuse, nous arrivons à traiter les malades de façon à réduire leurs accidents à rien, ou presque rien, nous aurons réalisé un progrès considérable, le plus considérable qui puisse être fait dans la voie de la prophylaxie, puisque nous aurons fait disparaître la cause même de la propagation de la maladie.

Cette conclusion est si logique que les meilleurs esprits de tous les temps ont travaillé à sa réalisation, avec un succès d'ailleurs variable. On retrouve cette pensée dès le xvi° siècle, dans l'argumentation des partisans des frictions, lors de la grande querelle que ceux-ci soutinrent contre les derniers défenseurs des bois sudorifiques, Torella, Jean Fernel, Dominique Fallope. Le récit, dont l'animation rappelle les plus violentes diatribes des antimercurialistes de l'École Broussais, en est fait dans le Traité d'Astruc, traduit et réédité en 1772, à Paris, chez G. Cavelier, rue Saint-Jacques, près la Fontaine Saint-

Séverin, au Lys d'or. Et, de fait, lorsqu'on voit la façon intensive dont nos anciens ordonnaient les frictions, on comprend que la guérison des accidents put être définitive pour ceux qui en réchappaient !

Assoupie, et pour cause, pendant la trop longue vogue des pilules au xix⁰ siècle, l'idée de la disparition de la syphilis « par carence », par extinction de la cause, veux-je dire, reprend quelque autorité dès que les injections intra-musculaires permettent des résultats thérapeutiques plus rapides et plus prolongés. Qu'il s'agisse du calomel avec Fournier et Jullien, d'huile grise avec Barthélemy, d'hectine avec Hallopeau, de sels mercuriels solubles avec Gaucher, Ehlers, Emery, Chatin et quantité d'autres parmi lesquels je m'inscris, on peut dire que, du début du xx⁰ siècle, date la première réalisation pratique et sérieuse de la prophylaxie médicale de la syphilis. Puis vint la « therapia sterilisans magna », étiquette un peu ambitieuse peut-être, qui nous arriva d'Allemagne, avec l'arséno-benzol d'Erlich, sur l'aile des grands quotidiens. Après quelques mois de mise au point, entre les mains de nos confrères, ce nouveau sel, ou ses succédanés présentés sous divers noms (novarséno-benzol, galyl, etc.) s'avéra comme donnant les meilleurs et les plus rapides résultats, les plus durables aussi, à condition qu'on fît table rase des affirmations excessives du début, et que son emploi fut régulièrement continué, comme celui de tout autre médicament.

Actuellement, en présence d'un malade qui se soumet aux prescriptions de son médecin, celui-ci a *le droit* de lui affirmer qu'*aucun* accident secondaire ne surviendra, et il *a le devoir* de réaliser cette promesse.

Banale affirmation, pourra-t-on dire dans quelques années ! Elle ne l'est pas encore pour ma génération, et ne peut que gagner à être répétée par ceux qui, comme moi, ont depuis vingt ans laborieusement glané dans ce champ encore peu cultivé, où un triage sévère s'imposait, car l'ivraie nous fut souvent présentée comme du bon grain.

Dès l'an 1900, ayant visité les cliniques viennoises, je dois le dire, j'avais rompu avec les pilules et employé à l'Antiquaille des doses de benzoate et de biiodure de mercure, qui inquiétèrent sérieusement mon maître Gailleton, lequel me qualifiait « d'esprit mystique », quand je lui en assurais le succès. D'autres furent moins charitables, et me regardèrent de travers. Plus tard, quand éclatèrent à propos des premiers arsenicaux des chants de triomphe prématurés, je demandais, avec quantité de modestes praticiens, un supplément d'enquête, nécessité par l'insuffisance des résultats ou les dangers de la technique. De bons amis me prévinrent alors charitablement que je devenais, l'âge aidant, singulièrement obtus et tardigrade. Ayant donc été quelque peu martyr de la bonne cause, j'ai droit à une affirmation solennelle, et je saisis cette occasion de la proférer :

La syphilis est vaincue, en ce sens que le médecin peut empêcher de façon certaine l'apparition des accidents contagieux. Au point de vue prophylactique, tout est là. Certains esprits, plus mystiques encore que le mien, avaient dès l'avant guerre, enterré le spirochœte, et annoncé la disparition mathématique de la syphilis pour le milieu du siècle. Mais la guerre a été pour ce spirochœte une période de moratorium dont il a largement profité. L'œuvre est à reprendre, en présence d'un ennemi autrement plus abondant et, disons-le aussi, plus difficile à atteindre, car on le retrouve maintenant à tous les degrés de l'échelle sociale. Pour les médecins, que leurs titres ou leurs fonctions mettent à l'avant-garde de cette lutte, il s'agit de le poursuivre et de l'exterminer par tous les moyens.

De ces moyens, les plus simples, comme les plus efficaces sont les *traitements immédiats et intensifs,* tels qu'on les enseigne aujourd'hui, tels que tout médecin digne de ce nom devrait les pratiquer.

Mais certains, ont tellement abusé de ces vocables, que je crois nécessaire de préciser ces qualificatifs, et de rappeler les conditions sous lesquelles on peut tirer d'un traitement son maximum de rendement prophylactique.

B. LES CONDITIONS DU TRAITEMENT PROPHYLACTIQUE. — Ces conditions sont au nombre de trois :

1° La *précocité du diagnostic,* qui entraîne automatiquement la *précocité du traitement,* condition absolument nécessaire d'une disparition durable des accidents et d'un pronostic favorable pour l'avenir. Là est le point délicat, je le reconnais, car nul n'ignore, même et surtout parmi les spécialisés, les difficultés diagnostiques de l'accident primitif. Cependant, avec la multiplication des laboratoires, la facilité des recherches microscopiques, des consultations privées ou publiques, l'hésitation est maintenant moins excusable ; et, en aucun cas, en présence d'une écorchure douteuse, il n'est permis au praticien d'attendre l'éclosion des accidents secondaires, comme nous avons le regret de le voir faire encore trop souvent aujourd'hui.

Le seul conseil que je me permettrais est le suivant: Tournez sept fois votre langue dans votre bouche avant de dire à votre malade : « Ce n'est rien ». Il est à remarquer que, chez le médecin de quartier ou à la campagne, le client angoissé vient presque toujours pour autre chose. Il vous parle de son estomac ou de ses douleurs. Après quoi, d'un air indifférent, il vous annonce qu'il a une petite écorchure survenue au cours d'un rapport un peu vif, mais qu'elle commence déjà à disparaître, etc. Et de fait, les apparences, au début, vous le savez, sont toutes en faveur d'un insignifiant bouton. Regardez de près, touchez, palpez les aines, faites revenir le sujet... mais ne dites pas: Ce n'est rien. On ne saurait croire le nombre de catastrophes qui ont eu pour origine cet optimisme, expliqué souvent par la hâte du médecin débordé d'occupations.

2° *L'intensité du traitement immédiat* est la seconde condition nécessaire, sine qua non, du succès, je veux dire, de la disparition durable ou définitive des accidents secondaires. Ce terme de traitement intensif n'est pas nouveau. Au cours de ma carrière, je l'ai déjà vu employer pour les injections de calomel, les injections d'huile grise, les solutions huileuses de Panas, les solutions aqueuses de biiodure ou de benzoate, l'hectine, l'atoxyl et l'arséno-benzol, et toujours sur le même mode dithyrambique. Que le nombre des récidives constatées par la suite nous incite à la modestie, et nous fasse réserver, jusqu'à nouvel ordre, l'ambitieuse appellation de traitement abortif dont la littérature de quatrième page a un peu trop abusé.

Cependant, en cette année 1920, avec l'acquit des dernières découvertes largement expérimentées pendant la guerre, tout médecin a le devoir, dès le diagnostic du chancre fait, d'instituer un traitement plus ou moins calqué sur le schéma suivant :

a) De quatre à huit injections intra-veineuses de novarsénobenzol, à doses graduellement croissantes, à maximum réglé sur la tolérance des premières solutions (0,15 ou 0,30 centigr. au début).

b) Dans l'intervalle, tous les deux jours, injections intra-musculaires de benzoate ou de biiodure de mercure, à la dose de 2 à 4 centigrammes de sel, jusqu'à concurrence de 12 à 15 injections. Au cas où ces fréquentes séances seraient impossibles, on peut les remplacer par des frictions à l'onguent napolitain.

Je ne veux pas développer ce sujet qui est du ressort des sociétés de vénéréologie, et qui revient assez régulièrement à l'ordre du jour à l'occasion d'un nouveau cas de mort par l'arséno-benzol. Je tiens seulement à insister sur ce point que l'emploi des deux médicaments me paraît utile, et même nécessaire, si le malade réagit trop aux intraveineuses. J'ai lu, pendant la guerre, nombre de travaux pour et contre ces traitements conjugués. Je ne crois pas avoir trouvé un seul argument qui puisse me persuader de leur nocivité. J'ai cherché en vain un seul inconvénient réel, en dehors des dérangements trop fréquents, ou de la douleur locale, bien atténuée avec les préparations actuelles. Je ne l'ai pas trouvé. Je partage de la façon la plus complète les idées de Ravaut, Gougerot, Favre et Longin et bien d'autres, qui, à l'aide d'arguments scientifiques et de faits, me paraissent avoir solidement édifié cette conception, dont je plaidais déjà la cause en 1912 dans la 2ᵉ édition de mon Précis des maladies vénériennes (Doin, édit.).

3° *La reprise intermittente, mais régulière des traitements* pendant les délais classiques de deux ou trois ans me paraît une condition également nécessaire pour la réussite. J'ajoute que cette médication doit être continuée dans tous les cas, quelles que soient les belles apparences du début, quels que soient les résultats du Bordet-Wassermann. Je me refuse à réouvrir l'interminable querelle que peut soulever pareille proposition, mais j'engage les enthousiastes du traitement unique, dit abortif, à parcourir les conclusions publiées en 1918 (Carle et Carrère) dans les *Annales de dermatologie*, résultats d'une longue et indigeste enquête, démontrant que toutes les apparences de guérison n'empêchent pas l'éclosion des accidents tardifs chez ceux qui se sont bornés à des traitements de début, fussent-ils hypodermiques ou intra-veineux, intensifs ou abortifs.

2° *Le chancre mou*. — Dans la majorité des cas, le chancre mou est un simple désagrément. Les complications sont assez rares, d'une gravité limitée à l'individu, sans autres conséquences. Une citation suffit. Rappelons seulement qu'il est possible, dès le début d'une chancrelle, de la transformer en une plaie banale, rapidement cicatrisée, par une brûlure bien complète à l'électro ou au thermo-cautère.

Et gardons-nous surtout, car c'est là le vrai danger, de qualifier de mou ce qui est dur... ou ce qui s'indure plus tard.

3° *La blennorrhagie*. — On s'accorde aujourd'hui, dans les milieux scientifiques, à considérer la blennorrhagie comme l'une des causes les plus habituelles des stérilités et des avortements. Perdue dans l'ombre de sa redoutable voisine, cette affection, minime en apparence, a trop longtemps bénéficié d'une indifférence regrettable de la part des victimes, et peut-être aussi de la part de ceux qui étaient chargés de la traiter et de la prévenir. Le danger social de la blennorrhagie, dénoncé par quantité d'auteurs, depuis Delefosse jusqu'à Alexandre Renault, est aujourd'hui bien connu. Mais je me demande s'il l'est encore assez, surtout lorsqu'on examine ses conséquences du point de vue matrimonial.

Un syphilitique, même s'il a contracté cette affection au cours du mariage, traité selon les rites actuels, décidé à observer les règles de la plus élémentaire prudence, est à peu près certain de ne pas transmettre la syphilis. Les exemples foisonnent.... Au lieu qu'un blennorrhagien, en situation identique, est *sûr* de transmettre sa maladie... à moins que par des procédés astucieux, on arrive à séparer complètement les époux pendant deux ou trois mois, ce qui n'est jamais facile, pas plus chez les bourgeois qu'en milieu ouvrier. Sinon, la cohabitation, le partage du même lit, l'impatience de l'un ou de l'autre (l'autre étant ignorant, ce qui est la règle, de la cause de cette continence imprévue) amènent forcément les traitements insuffisants, les complications orchitiques, les convalescences raccourcies... et la reprise des rapports dès que le permet la sédation des douleurs. Comme conséquences chez la femme : métrite, salpingite, péritonite, fausses couches, endométrite chronique, stérilité, infirmité. Voilà un ménage désuni et des enfants perdus pour la France. Et j'ai vu se dérouler ce tableau des centaines de fois, malgré tous les conseils et toutes les précautions !

Il y a bien des années, je me demandais déjà si la blennorrhagie n'était pas plus fœticide que la syphilis. Aujourd'hui, avec les moyens dont nous disposons pour atténuer cette dernière affection, je suis prêt à répondre par l'affirmative, tout au moins en ce qui concerne le milieu familial.

Et, chose plus grave, il n'y a pas d'affection qui échappe davantage à l'emprise administrative, à la médecine officielle. Si, au cours d'une visite sanitaire, on voulait arrêter toutes les petites femmes qui ont la mèche purulente au col utérin, il faudrait les prendre toutes, les parquer dans des hôpitaux immenses et les obliger à rester sans une seule sortie pendant les six semaines nécessaires à une médication, d'ailleurs souvent vaine. Ni la loi, ni nos possibilités ne nous le permettent.

Dans un autre sens, notre action médicale peut, à à mon avis, être triple :

1° Nous devons, chez l'homme, tenter les *traitements abortifs* toutes les fois que cela est possible, c'est à dire quand le patient a l'heureuse idée de venir exhiber sa goutte dès son apparition, ou dans les premières 48 heures, quelquefois même un peu plus tard.

Dans ces conditions, c'est à dire quand l'affection

est tout à fait à son début, tout médecin peut et doit arrêter immédiatement le flux envahisseur par des injections répétées ou des grands lavages. Laisser couler est une faute que le malade expiera, et dont il ne sera peut-être pas la seule victime. Cette technique des traitements abortifs par les grands lavages a été exposée dans tous ses détails par Janet, depuis 1893, puis par Lebreton, Guiart, etc. Je me suis fait, pour ma part, le modeste défenseur des injections, et plus particulièrement des injections de sels d'argent, prolargol ou argyrol, en quantité de publications dont on trouvera la synthèse dans mon petit ouvrage sur la « Blennorrhagie chez l'homme » (Doin, édit., 2ᵉ édit., 1917). Ce n'est pas le lieu de revenir ici sur cette conception, dont je rappelle seulement la nécessité, et dont i'affirme une fois de plus les succès quand on suit rigoureusement les détails de l'une ou de l'autre technique.

2° *La plus grande sévérité s'impose pour les auto-risations matrimoniales*, quand il s'agit d'une goutte suspecte. Exiger toujours l'examen microscopique de ladite goutte, la provoquer au besoin par des excès alimentaires, s'il y a quelque doute, et procéder à une recherche minutieuse de la cause si l'examen décèle la présence de diplocoques ne prenant pas le Gram. Ne pas s'affoler évidemment sur quelques polynucléaires englobés dans un lacis de cellules épithéliales, indifférents aux irritations. Il y a assez de névropathes tireurs de verge sans en augmenter le nombre ! Mais ne jamais hésiter à demander un délai si le suintement se mue facilement en goutte jaunâtre, ou si les gonocoques, voire extra-cellulaires, réapparaissent à la moindre orgie.

3° Nous pouvons enfin agir, *par nos conseils*, sur l'ouvrière, la demi-prostituée, la professionnelle qui viennent se confier à nous. Il convient surtout de leur faire connaître — ce que trop de médecins ignorent — que la période de contagiosité, chez la femme, est très longue, presque indéfinie, quand elle ne se soigne pas très régulièrement. Leur apprendre que, au voisinage des époques, elles peuvent encore contaminer pendant des années après la période aiguë. Leur recommander le calme pendant cette période cataméniale, ainsi que l'habitude des injections avant tous les rapports. Que cette habitude soit continuée très longtemps après la guérison ou l'apparence de guérison.

§ 2. LES MOYENS D'ACTION MÉDICAUX

Le médecin peut agir de façon officielle ou privée dans ses fonctions publiques ou dans son cabinet. Voyons quelle est la valeur de ces différents modes d'action et les perfectionnements possibles.

I. — LES HÔPITAUX

Par le nombre et la qualité de leur personnel, aussi bien que par les fonctions qui leur sont dévolues, les hôpitaux étaient tout désignés pour se trouver à la tête du mouvement prophylactique, tant au point de vue défensif qu'offensif. C'est aujourd'hui chose faite, au moins dans la plupart des grandes villes, malgré l'hostilité avouée ou sournoise de certaines municipalités ou administrations, qui s'obstinaient à considérer les vénériens comme des gens hors la loi, indignes de soins. Mentalité qui n'est pas encore bien ancienne, puisque Gougerot, en 1918, au beau pays de la Touraine, s'est encore heurté à cette médiévale conception.

L'action hospitalière peut se faire sentir de deux façons : par la consultation avec traitement ambulatoire, ou par l'hospitalisation.

1° *La consultation*. — Celle-ci se fait soit dans les services de clinique dépendant des Facultés, soit dans des services spéciaux ou désignés à cet effet. Si étendus que soient ces services, et malgré le nombre des séances, ils seront toujours débordés, maintenant plus que jamais. Il importe donc de les multiplier, non seulement dans les hôpitaux, mais dans tous les quartiers.

Il faut les ouvrir largement. Faire disparaître par conséquent toutes les petites difficultés que peuvent soulever le prétexte du manque de personnel ou une administration tracassière. J'ai vu, dans des villes assez importantes pour avoir des Écoles de Médecine, le jeu des consultations entravé par la restriction des heures de visite, les examens empêchés sous prétexte que le malade n'appartenait pas à la commune, les traitements intra-veineux refusés par ordre de l'administration qui craignait d'obérer son budget.

Le nombre et la fixation des heures de visite dépend du médecin. A lui de les multiplier. Il me souvient, quand je fus nommé chef de clinique à l'Antiquaille en 1900, d'avoir trouvé une seule consultation par semaine. Avec la belle ardeur du néophyte, j'obtins d'en faire une tous les jours. En quelques mois, le service fut quotidiennement inondé de consultants au point de m'obliger à réduire à trois fois par semaine pour éviter l'encombrement. Depuis cette époque, ces consultations ont été encore étendues et perfectionnées entre les mains du Professeur Nicolas, pourvu d'un personnel plus nombreux qu'autrefois; d'autre part d'autres consultations ont été créées à l'hospice des Chazeaux; et malgré tout, maintenant plus que jamais, les heures sont trop courtes pour le nombre des consultants.

On a créé *les consultations du soir* dans certaines villes, à Lyon particulièrement, depuis 1919, sous l'inspiration de M. Faivre. La création des services annexes avait déjà généralisé ce procédé qui donna des résultats particulièrement intéressants dans les villes moyennes où les consultations hospitalières spéciales sont peu organisées ou peu connues. Cette initiative n'a pas toujours eu, dans les grandes villes,

le succès qu'elle aurait mérité. L'ouvrier n'aime pas
le dérangement. Il consacre la soirée, suivant ses
goûts, à la famille, à la manille, ou au syndicat,
aucune de ses occupations n'empêchant quelques
verres de vin, bons ou mauvais. Par contre, j'ai
noté l'attirance des traitements du soir auprès de
la jeunesse ouvrière féminine, et de la demi-prostituée de guerre ; au point de vue prophylactique
cette constatation est pleine d'intérêt.

Mêmes réflexions pour les *consultations du dimanche matin*. Inutile d'ajouter que les unes et les autres doivent être maintenues et augmentées ; car la
démobilisation a ramené dans leurs foyers quantité
de malades, qui, ayant pris aux Armées l'habitude
obligatoire des traitements d'entretien, voudront
continuer ces médications dont ils auront apprécié
les heureux effets.

On a même voulu aller plus loin dans ce sens. A
la commission extra-parlementaire, en 1904, le Professeur Augagneur fit décider, par une petite majorité, il est vrai, que « toutes » les consultations à
l'usage des maladies relevant de la médecine ou de
la chirurgie générales seraient ouvertes aux vénériens
dans les mêmes conditions qu'aux autres malades.
Oui, cet élargissement du système peut faciliter les
consultations pour les vénériens honteux qui n'osent
affronter les médecins spécialisés. Dans ces conditions cet examen est susceptible de constituer une
sorte de consultation au premier degré (comme

Gougerot les a conçues), d'où l'on pourra, soit distribuer les ordonnances des traitements d'entretien, soit diriger discrètement sur la consultation spéciale, dont le besoin se fera toujours sentir.

Car si cette conception, que le Professeur Augagneur soutint avec une chaleur communicative, était défendable en 1904, elle l'est beaucoup moins maintenant. A cette époque, la distribution des pilules et du permanganate occupait toutes les séances. Aujourd'hui le malade est en droit d'exiger davantage, et la Société aussi, si elle veut lutter efficacement contre le fléau. Pour éteindre un jour la syphilis, il faut des diagnostics précoces, des examens de laboratoire, des yeux habitués aux manifestations protéiformes de la maladie, l'habitude des fortes doses et de la technique des injections, soit intra-musculaires, soit surtout intra-veineuses. Sans vouloir exagérer la délicatesse des unes et les difficultés des autres, je crois qu'une certaine éducation préalable est nécessaire, surtout pour ces consultations où le temps est limité. Ce n'est pas au moment où la lutte prend un caractère aigu, qu'il faut briser nos armes. Gardons nos consultations spéciales, vers lesquelles nous devons pousser tous ceux qui en ont besoin.

Dans d'autres cas, les réserves sont d'ordre administratif. Le règlement interdisant les traitements coûteux aux sels d'arsenic, on les restreint aux malades habitant la commune depuis un temps donné. Ce sont là des manifestations, assez rares, d'une mentalité d'autrefois. On ne gagne rien à laisser une passante non traitée empoisonner une demi-douzaine d'indigènes. De plus si le budget hospitalier est réellement déficitaire, une entente est possible avec la ville, le département ou l'État pour le complément des dépenses ou la fourniture des médicaments, comme cela se fait actuellement pour les consultations du soir (Circ. Min. de juin 1919).

2° *L'hospitalisation.* — Je laisse de côté la question déjà traitée de l'internement obligatoire, mesure plus administrative que médicale. Mais il y a, dans quelques grandes villes, des services particulièrement destinés aux maladies vénériennes. Est-ce un avantage, et doit-on les étendre ?

Dans les mêmes séances de la commission extra parlementaire, MM. Augagneur et Bulot ont fait voter la suppression de tous les services spéciaux, exception faite pour ceux qui servent à l'enseignement. Dans un réquisitoire véhément, M. Augagneur démontra que l'étiquette affichante de ces salles était la cause même de leur désaffection, et que l'isolement, dans ces maladies, ne lui apparaissait pas comme une nécessité. Il demandait donc que l'on admit désormais tous les syphilitiques dans tous les services de médecine générale.

M. Balzer protesta, affirmant que la création des services de spécialités avait permis tous les progrès accomplis dans les dernières années, qu'aucun médecin de médecine générale ne tiendrait à voir dans son service des syphilitiques ou des blennorrhagiens, lesquels seraient par conséquent exclus de partout, assertion qui me paraît rigoureusement exacte. D'autres plaidèrent la cause des services mixtes, dermato-vénériens, du genre de ceux de Lourcine, devenu hôpital Broca.

Toute cette défense fut balayée par la fougueuse éloquence de M. Augagneur et la motion fut votée par neuf voix sur quinze votants, la commission étant de 79 membres.

Inutile d'ajouter que rien n'a été changé à l'ordre antérieur. Mais si la discussion reprend un jour, on trouvera toute l'argumentation pour et contre dans l'ouvrage du Dr Fiaux (t. I, p. 563 et sqq.).

En attendant, la Circulaire ministérielle du 1er juin 1919, vient de fixer les conditions que doivent présenter ces services hospitaliers, à la fois hygiéniques et agréables (cour plantée d'arbres, bancs, fleurs !). Elle précise en même temps les occupations qu'on peut leur donner, avec rémunération — et, chose aussi intéressante — décide que l'État aidera les municipalités pour le paiement des prix de journée.

Cette question des services spéciaux va subir le contre-coup de l'extension des traitements ambulatoires. Exception faite pour Paris, et peut-être deux ou trois grandes villes, ces services ne seront jamais très achalandés. Les complications vérita-

blement sérieuses de la blennorrhagie dépendent
de l'urologie chirurgicale ; celles de la syphilis,
toujours plus ou moins lointaines, se trouvent dans
les services de médecine générale. Quant aux autres
cas, fort rares, dignes d'hospitalisation, ils seront
avantageusement glissés dans les services de dermatologie, comme l'ont fait Brocq, Thibierge, Renault
et bien d'autres, dans les services parisiens.

3° *Le rôle des Sociétés de Secours Mutuels.* —
Cette question me paraît mériter un petit paragraphe
spécial. Car le nombre des assistés est tellement
considérable qu'il comprend la plus grande partie
de la population ouvrière. Il est donc très important,
pour l'admission des syphilitiques dans les hôpitaux,
dont il vient d'être question, que les frais en soient
soldés par ces sociétés dans tous les cas où elles
pourront le faire, ce qui résoudrait immédiatement
la plus grosse difficulté.

Or, pendant très longtemps, sous l'influence d'un
reste d'esprit confessionnel, la plupart des sociétés
de Secours mutuels ont exclu les vénériens lu bénéfice de l'assistance médicale. La loi du 1er avril 1898
qui les régit ne leur impose à ce point de vue aucune
obligation. Elle leur demande seulement d'assurer à
tous les mêmes avantages sans autres distinctions
que celles qui résultent des cotisations fournies et
des risques apportés.

La question fut portée devant la commission

extra parlementaire en mars 1905. Il fut démontré une fois de plus que la syphilis n'était en somme que le résultat d'un accident auquel bien peu ne s'exposent pas. D'ailleurs le syphilitique non traité constitue un danger social, et il y a tout intérêt pour les sociétés d'assistance, à diminuer ce danger dans la mesure de leurs moyens. D'aucuns profitèrent même de l'attendrissement de l'assemblée pour glisser les victimes de rixe ou d'alcoolisme à côté des vénériens, malgré le Professeur Augagneur, qui trouvait autrement plus intéressante l'infirmité résultant de la satisfaction d'un besoin naturel que celle qui a pour cause l'appétit acquis, artificiel, de l'alcoolique. Et sur sa proposition, amendée par M. Monod, on vota l'addition suivante à l'article 16 de la loi du 1er avril 1898 :

« L'approbation pourra être refusée à la société : 1° pour non conformité des statuts avec les dispositions de la loi ; 2° *si une maladie quelconque est exclue des secours.* »

De cette façon, l'État pourra avoir un droit de contrôle et de refus de subvention, sur les sociétés qui se soumettent au contrôle administratif, sur les sociétés approuvées, déclarées d'utilité publique. Quant aux sociétés libres, elles ne peuvent être touchées par ce moyen.

Ajoutons que sous l'influence des récentes campagnes prophylactiques, la majorité des sociétés ont spontanément modifié leurs statuts dans ce sens.

II — LES SERVICES SANITAIRES

On trouve dans les Institutions de Solon le Sage la première intrusion officielle des médecins dans les maisons de débauches ou dictérions... mais nous ne remonterons pas aussi haut. La pâle ébauche des services actuels fut esquissée en 1797 ; elle se dessina en 1804, puis en 1810, sous la main ferme du préfet de police Pasquier, qui, n'étant pas encombré de doléances parlementaires, fit un effort très sérieux dans le sens de l'hygiène sanitaire et médicale des lieux de prostitution à Paris. Sous la Restauration, le comte Anglès, puis le comte d'Argout encouragèrent les municipalités à prendre des dispositions analogues. La plupart des services sanitaires datent de cette époque.

Par définition, leur action se bornait encore, l'an passé, à l'examen et au triage des prostituées de toutes espèces : maisons publiques ou de rendez-vous, isolées, clandestines. Celles qui sont reconnues malades sont envoyées à l'hôpital spécial, où on les garde quelquefois, suivant la mentalité de l'administrateur, la fermeté du médecin ou la tournure d'esprit du concierge. Les autres sont renvoyées avec une estampille signifiant qu'elles sont en bonne santé.

Et c'était tout.

Eh bien, ce n'était pas suffisant. Car ce travail,

déjà très discutable lorsque la poigne vigoureuse de la police ramenait des files entières de suspectes, était devenu d'une inutilité flagrante depuis que l'on a proclamé les droits imprescriptibles qu'a la prostituée de refuser l'hospitalisation. Étant inutile, il était devenu dangereux, car il donnait une fausse sécurité.

C'était un grand tort d'avoir si longtemps négligé l'aide puissante que l'on pouvait tirer de ces services. Placés par leur situation à l'avant garde de l'offensive anti-vénérienne, il suffit de les armer. Pour cela, il faut les transporter sur le terrain médical, le seul sur lequel ils puissent actuellement évoluer, car l'expérience antérieure a amplement démontré la faillite du régime policier exclusif. Ce sera la seule façon de les moderniser, d'étendre leur action et de leur permettre d'utiliser dans un sens prophylactique les dernières acquisitions scientifiques.

Nous avons fait cet essai à Lyon, avec quelque succès, comme je l'avais déjà constaté en différentes productions d'avant guerre. Les pages qui suivent, résumé de notre pratique, ont été publiées dans le *Paris Médical* d'avril 1919. Elles avaient donc paru avant la Circulaire ministérielle du 1er juin 1919, qui reconnait enfin un statut à la réglementation de la prostitution, et, surtout lui donne cette empreinte médicale que nous réclamions depuis si longtemps. Ce ne fut pas tout à fait une surprise, car quelques conversations préalables avec le Dr Faivre, qui a largement inspiré cette circulaire, nous avaient laissé entrevoir ses intentions. Depuis cette circulaire, j'ai donc eu la très vive satisfaction, en relisant mes épreuves, de mettre au présent ce qui était au futur, et de ranger parmi les réalisations ce qui était à l'état de vœu, en grande partie du moins. Mais je n'ai pas cru devoir supprimer ces pages, car les détails de notre organisation peuvent intéresser ceux qui seront tentés de nous imiter, lesquels seront nombreux, puisque le rôle de dispensaire thérapeutique est maintenant officiellement reconnu aux services sanitaires. Elles peuvent enfin être utilisées pour toute consultation de même nature.

1° *L'organisation médicale des Services sanitaires*. — Pour devenir pratiques et efficaces, les services sanitaires administratifs doivent être modifiés dans leur fond et dans leur forme, autrement dit dans leur fonctionnement et dans leurs moyens d'action.

A. — LE FONCTIONNEMENT. — Au lieu de se borner à un travail de triage, le service doit viser un triple but : la *consultation*, le *traitement*, *l'éducation de la femme*.

1° *La Consultation*. — Les modifications por à la fois sur le mode d'examen et sur le recru de la clientèle.

a) *Le mode d'examen*. — Il faut ex prostituée, quelle qu'elle soit, exacte le serait toute autre malade dans une consultation hospitalière, c'est à dire l'interroger sur ses antécédents, sur les accidents survenus, sur les traitements suivis, rechercher non seulement les accidents actuels, mais encore les séquelles glandulaires, pigmentaires ou cicatricielles, qui peuvent aider un pronostic ou amener un aveu. Dans quelques cas, les examens microscopiques ou analyses du sang lèveront les doutes. Ceux-ci seront pratiqués une fois par semaine au jour fixé par un médecin qualifié pour cela. Une observation sera rédigée pour toutes les nouvelles malades, et les résultats en seront consignés sur une *fiche* aussi complète que possible qui sera gardée dans le service, à la disposition des médecins, dans un casier où elles sont rangées par ordre alphabétique. Ce dispositif évitera de grandes pertes de temps, et de plus, il assurera, dans le cas de changement de médecin, d'absence d'accidents actuels ou de négation systématique, la continuité du traitement nécessaire pour éviter les accidents ontagieux.

Ainsi faisons-nous à Lyon depuis 1910, avec les résultats les plus encourageants. La reconnaissance fiches est aujourd'hui officielle (Règlement de art. 20).

recrutement. — Le recrutement se bornait le règlement, aux prostituées régulières inscrites) et aux clandestines que nous lice ou la crainte de la police. Ces dames doivent être examinées avec d'autant plus de conscience que nous sommes institués pour cela. Mais ne pourrions-nous faire mieux ? Je crois qu'il y aurait un réel intérêt à admettre à nos consultations, la foule toujours croissante des demi-prostituées, des demi-ouvrières sans ouvrage, des domestiques sans place, des mineures sans emplois, qui sont les plus dangereuses de toutes les contaminantes, étant ignorantes, pauvres, malades et jamais soignées ; car elles craignent autant le médecin payant que la consultation trop publique. Ces prostituées honteuses ne savent où aller. On ne multipliera jamais assez pour elles les locaux de consultation. Le dernier règlement de juin 1919 (article 18) vient, très heureusement, d'entrer dans cette voie, en autorisant l'action du contrôle sanitaire et les traitements sur toutes les « *bénévoles* », ainsi que sur les mineures de 18 ans qui ne peuvent être inscrites. Elles viendront. Mais à la condition essentielle qu'elles soient certaines d'être examinées d'abord, et traitées ensuite, sans courir les risques de l'envoi systématique à l'hôpital.

2° *Le traitement.* — Sauf à Paris peut-être, où les méthodes coercitives ont toujours été en vigueur, le traitement des prostituées est devenu absolument illusoire du jour où ces dames ont été prévenues qu'on ne pouvait les garder à l'hôpital contre leur gré (Jugement de la Cour d'appel de Lyon en 1904). Les mieux intentionnées se refusaient à rester dans un service dont l'étiquette seule était une révélation, et dont le personnel, il faut le reconnaître, ne tenait pas toujours à cette clientèle indésirable.

D'ailleurs, dans ces dernières années, un fait est survenu qui a radicalement changé et simplifié la question du « blanchiment » de la syphilis, et par conséquent de sa contagiosité. Grâce aux injections intra-musculaires et intra-veineuses, les accidents secondaires disparaissent avec une rapidité surprenante : une personne qui consentira à subir tous les 8 jours une injection intra-veineuse de novarséno-benzol, à bonne dose, verra réduire à quelques jours sa période contagieuse, surtout si elle continue par la suite à se soigner. De ce fait, dont la valeur prophylactique est énorme, la syphilis devient une maladie justiciable d'un traitement ambulatoire, sous la seule réserve de la régularité hebdomadaire aux séances et aux consultations.

Tel est le progrès considérable dont tout médecin sanitaire peut, dès maintenant, faire bénéficier ses malades (Règlement de 1919, art. 31). Mais il ne paraîtra pas inutile de préciser comment nous agissions à l'égard de nos clientes. A côté des personnes saines, nous pouvons les diviser en trois classes :

a) *Celles qui n'ont pas d'accidents actuels* — Tout en étant encore en période contagieuse : les décider autant que possible à subir des injections préventives, huile grise, calomel, novarséno-benzol ou succédanés. Quoiqu'on en ait dit, il est facile d'obtenir leur consentement. La notion du traitement préventif et de son action a pénétré les couches indifférentes de la prostitution réglementée. J'ai été étonné, à mon retour dans ce service, de recevoir un grand nombre de demandes spontanées de traitements par les injections intra-veineuses, qui ont décidement leurs préférences. Nombre d'entre elles, enrichies, je suppose, par les passages d'exotiques, se font traiter en ville, trop souvent chez des spécialistes douteux. Les autres acceptent aisément, bien mieux qu'autrefois, les médications hypodermiques proposées. L'essentiel est de prendre la peine de leur en montrer les avantages.

Souvent, il suffira de leur donner un traitement d'entretien avec des pilules. Pour celles-ci, de même que pour le permanganate de potasse, ou tout autre médicament, nous formulons sur une ordonnance à en-tête du service. Celle-ci est délivrée par les pharmacies des hôpitaux, et plus spécialement par celle de l'Antiquaille. Nous envoyons également au même hôpital les malades atteintes de gale, qui sont frottées et désinfectées.

b) *Celles qui sont encore contagieuses.* — Il y a là une question d'espèce.

En présence d'une clandestine, d'une débutante sans domicile, d'une récidiviste qui n'a pas obéi aux injonctions médicales, l'envoi à l'hôpital s'impose accompagné de quelques arguments comminatoires, au cas où elle ne voudrait pas y rester.

En présence d'une fille peu atteinte, connue pour

s'être soumise aux traitements, ou chez laquelle on croit pouvoir deviner un bon esprit, il n'y a pas intérêt à l'enfermer pour un mois dans un milieu où elle n'aura rien à gagner. Il faut l'instruire de son état, des précautions à prendre, et commencer les injections de suite. Puis l'inviter à revenir dans tel délai, en spécifiant bien, pour les hésitantes, que la police veille et saura au besoin retrouver les brebis égarées. Il faut espérer que l'on trouvera dans les services le personnel suffisant pour donner quelque valeur à cette argumentation.

c) *Enfin celles qui sont gravement atteintes* seront envoyées à l'hôpital spécial comme par le passé. Bien souvent — j'en ai fait l'expérience — quelques bonnes raisons suffisent à les décider. Pour les mauvaises têtes, les « bêtes fauves », comme dit Gougerot, qui, ayant mis la main à cette pâte un peu poisseuse, est devenu beaucoup plus répressionniste, il faut user à la manière d'un épouvantail du fantôme de police que nous laisse la loi et en tirer les effets d'intimidation quelquefois nécessaires.

L'idéal serait de pouvoir les traiter nous-mêmes, dans un local affecté à cet usage, attenant à nos salles de consultations et n'ayant rien d'une prison. Le nombre toujours restreint de ces malades ne rend pas impossible cette réalisation, au moins dans les grandes villes. Ainsi complété et rendu indépendant, le service sanitaire n'aurait plus à compter avec l'humeur de ces dames, et celle, également variable, des administrateurs hospitaliers. Ceci n'étant pas dit pour Lyon où nous avons toujours trouvé, chez nos administrateurs, la plus utile collaboration.

3° *L'éducation des femmes.* — « Une voie dans laquelle il faut entrer, c'est celle qui consiste à faire comprendre aux femmes qu'il est de leur intérêt de se faire soigner ; l'on prend ainsi sur elles une grande influence. C'est donc du côté médical qu'il faut porter notre effort et nous obtiendrons ainsi de bons résultats sans avoir besoin de demander au Parlement des armes nouvelles qu'il serait bien difficile d'obtenir. » Ces récentes paroles du D' Paul Faivre, Inspecteur général des services administratifs au Ministère de l'Intérieur, serviront d'exergue à ce petit paragraphe.

Le sujet est un peu délicat, et assez nouveau, car on a jusqu'ici réservé pour l'homme les bons conseils de prophylaxie et de morale. Pourquoi ne pas admettre que la femme les entendrait aussi, s'ils lui étaient présentés comme il convient, c'est à dire sous le couvert de son propre intérêt ? N'ayant rien d'un idéologue, je ne songe nullement à faire revivre le collège de Corinthe, où les aulétrides, danseuses ou musiciennes, et les hétaïres apprenaient, avec l'art d'aimer, celui plus difficile, de charmer l'esprit par une délicate conversation. Ma pensée est plus modeste. La voici :

Chaque année, plusieurs centaines de femmes

nous passent entre les mains, parmi lesquelles une majorité de petites débutantes, ayant assez d'ignorance ou de bonne volonté pour être encore accessibles à de bonnes paroles. L'instruction orale est la meilleure, j'en ai fait l'expérience. Mais elle exige une âme d'apôtre et un peu de temps. Depuis bien des années, j'apprécie les bons résultats de ce procédé, mais aussi ses difficultés. Si l'on ne peut faire mieux, je conseille de délivrer à ces dames un petit tract imprimé, dans lequel seraient résumés, en quelques lignes, les méfaits des maladies vénériennes et leur prophylaxie, pour elles-mêmes, pour les autres. Ce doit être très court, très net et présenté au verre grossissant. Voici, par exemple, un projet de tract, assez élastique pour prêter à tous les perfectionnements :

AVIS

Le genre de vie que vous menez vous expose à de graves dangers, dus aux maladies vénériennes, que vous pouvez également transmettre aux autres. Vous avez donc des précautions à prendre.

I. Pour vous

Car la blennorrhagie est la cause des métrites, salpingites, péritonites, souvent mortelles, ou nécessitant de graves opérations.

Le chancre mou, douloureux et long, peut dévorer une partie des organes génitaux.

La syphilis vous couvre le corps d'ulcérations et de plaques. Plus tard, elle vous conduit à la perte de la vue, l'apoplexie, la paralysie ou la folie.

Pour éviter cela, que faire ?

D'abord vous laver très soigneusement après tous les rapports, et éviter ceux qui vous paraissent particulièrement suspects.

Ensuite, au moindre signe de maladie, aller de suite soit chez un médecin, soit à la consultation du service sanitaire ou de l'hôpital, où vous serez examinées et traitées gratuitement et discrètement. Evitez les réclames de journaux ou d'urinoirs.

II. Pour les autres

Pendant plusieurs années après vos premiers accidents, vous pouvez donner votre maladie aux autres. Vous avez intérêt à ne pas le faire. D'abord parce que vous pouvez être dénoncées et que tout le monde le saura. Ensuite parce que celui qui est ainsi infecté se venge souvent lui-même, ce qui explique bien des assassinats mystérieux.

Donc, toutes les fois que vous voyez un homme, et, à plus forte raison si vous vous savez malade, obligez votre visiteur à faire un savonnage complet et abondant de ses organes *de suite après le rapport. Cette seule précaution empêche 80 °/₀ des maladies vénériennes*, à la seule condition qu'elle soit pratiquée de suite.

S'il hésite, faites-lui lire cette note.

On peut parler de pommade au calomel, d'injections au protargol,..... (V. Prophylaxie individuelle). Ne compliquez pas trop. En cette affaire la simplicité est condition du succès. En multipliant les précautions hautement scientifiques, on finit par oublier le savonnage, qui est la seule rigoureusement nécessaire et, le plus souvent, suffisante.

B. — DES MOYENS D'ACTION. — Pour assurer le fonctionnement des services ainsi compris, quelques changements sont nécessaires, pour lesquels, je le répète, suffiront quelques décisions locales, car rien ne s'oppose, dès maintenant, à ces modifications. Tout ce qui suit est d'ailleurs maintenant prescrit par le Règlement ministériel de juin 1919 et il suffit d'en exécuter les décisions :

Il faudrait assurer :

1° Une *salle de consultation* indépendante, suffisamment vaste, bien éclairée, chauffée, avec salle de déshabillage, eau et gaz (Circ. de fév. 1919, art. 14). Celle-ci existe dans les grands centres, mais j'ai vu, même dans des villes de plus de 100.000 habitants, l'examen se faire dans le bureau du Commissaire de police, ou dans d'infects petits locaux à peine éclairés.

2° Un *matériel* suffisant et les *médicaments* nécessaires. Or, il n'est pas de spécialité aussi peu exigeante : une table d'examen, deux récipients pour ébullitions, quelques spéculums, abaisse-langue, porte-coton, pinces et seringues avec aiguilles. C'est tout. D'autre part, les mercuriaux et les arsénicaux en quantité renouvelable.

3° Un petit *matériel de laboratoire*, permettant de faire des examens immédiats de gonocoques, de bacilles de Ducrey, ou de spirochœtes. Quand nous aurons fait quelques économies, nous pourrons nous offrir le luxe d'un ultra-microscope. On pourra s'entendre, pour les analyses du sang, avec le laboratoire de l'hôpital, la faculté, ou le service d'hygiène, si on ne peut s'organiser chez soi (Règlement de juin 1919, art. 19).

4° Dans ces conditions, le *médecin* doit présenter certaines garanties, qui pourront être assurées dans son choix par un concours sur titres examinés par un jury à la fois administratif et médical (Circ. Min. de févr. 1919).

5° Enfin, si peu coûteux que soient ces perfectionnements, il faut un *budget*. Lors des modifications apportées à notre service sanitaire de Lyon, tout a été payé — achat et entretien des médicaments — avec les contributions régulièrement soldées par ces dames sous forme d'amendes, retards, etc. Coutume condamnable, spéculation éhontée, dira-t-on ! Peut-être ; mais si, avec cet argent employé à stériliser nos malades, nous arrivons à épargner la syphilis à quelques centaines de braves gens, je considère que le but atteint moralise singulièrement son origine. En toute cette affaire sanitaire, il ne faut pas faire les délicats, mais envisager les résultats. Souvenons-nous que Vespasien, gourmandé par Titus à l'occasion de son impôt sur les urinoirs, l'obligea à renifler une pièce d'argent, et à s'assurer ainsi qu'elle ne dégageait aucune odeur spéciale. Sur un autre terrain, Alexandre Sévère sut calmer

les pudiques réclamations des sénateurs abolitionnistes de l'époque, en affectant à l'entretien des
égouts les bénéfices abondants fournis par la
« licencia stupri » !

D'ailleurs pourquoi ne pas régulariser cette situation ? Peut-être serait-il possible de tenir, de ces
sommes, une comptabilité régulière, comme pour
tout autre bénéfice ou dépense. On peut encore faire
mieux. Pour les frais du même genre faits pendant
la guerre par les Centres de Régions, M. Brisac,
Directeur de l'Assistance publique, avait obtenu du
Parlement les crédits nécessaires, pour couvrir les
dépenses faites par les administrations hospitalières
(V. circulaire nº 57 du Ministère de l'Intérieur —
5 juin 1917). Cette question, nous dit le règlement
de juin 1919, reste subordonnée au vote par le Parlement d'une disposition dont le Ministère de l'Intérieur a demandé l'insertion dans la loi des finances.
Donc attendons.

2º *Résultats.* — Je dis que ces très simples modifications sont la seule façon immédiate, légale et
pratique de rendre à nos antiques services, leur
intérêt et leur utilité, d'en faire ce qu'ils étaient au
temps de Pasquier et de d'Anglès, le pivot de la
lutte anti-vénérienne, étayé par tout l'acquit humanitaire et scientifique de notre époque. Ce disant, je
ne fais pas une simple hypothèse, basée sur des vues
de l'esprit ou des statistiques torturées. — Je m'ap-

puie sur l'expérience parfaitement réussie que nous avons tentée dans ce sens à Lyon en 1910, avec l'autorisation de M. Lutaud, préfet du Rhône et la ferme collaboration de M. Cacaud, alors secrétaire général. Je ne reviens pas sur les circonstances qui avaient décidé ces transformations, les ayant déjà exposées dans le *Paris-Médical* (mars 1913) et au congrès de Londres (août 1913).

De cette époque date l'organisation de notre service sanitaire en une sorte de polyclinique anti-vénérienne : consultations avec examens complets et fiches d'observations, analyses microscopiques faites au service, ordonnances des médicaments délivrés par les pharmaciens hospitaliers, entente avec les hôpitaux pour les traitements de la gale, ou les analyses du sang, thérapeutique intensive par les injections intra-veineuses, ou traitement d'entretien par les injections intra-musculaires mercurielles, tout cela a été fait et maintenu jusqu'à la mobilisation de la plupart d'entre nous, en août 1914. Enfin et surtout, à l'envoi systématique à l'hôpital, devenu d'ailleurs illusoire, nous avions substitué le système de persuasion, qui consistait à démontrer à nos clientes combien il était de leur intérêt de se laisser examiner et traiter.

Nous étions dans la bonne voie, les résultats obtenus nous l'ont démontré. Comparant les chiffres des consultations dans les six premiers mois de 1909 (ancien régime) et de 1910 (nouveau régime) je trouve :

	1909	1910
Pour les isolées	4.512	7.172
Pour les clandestines.	622	780
Pour les maisons	1.847	1.815

Comme je le faisais remarquer en 1913, l'augmentation ne porte pas sur les femmes de maisons qui viennent obligatoirement, très peu sur les clandestines, poussées par la police, mais surtout sur les isolées qui, en temps ordinaire, ne songent qu'à supprimer la visite règlementaire. Cette assiduité a persisté, car en 1912 et 1913, je constatais que la moyenne mensuelle allait de 1.300 à 1.400. C'est un fait intéressant, car cette catégorie de prostituées mérite toute notre sollicitude, tant à cause de leur nombre, que du carnet officiel dont l'estampille engage, jusqu'à un certain point, notre responsabilité.

Je crois que cet essai mérite d'être généralisé. Il présente l'avantage d'être immédiatement applicable, avec le minimum de personnel, de matériel et de budget, sans modification à la loi ni recours au Parlement. Ce sera un défaut, je le sais, aux yeux des partisans de transformations radicales, car celles-ci par le temps qu'elles exigent ou par les difficultés qu'elles soulèvent, sont une excuse toute prête pour justifier les inerties. Mais ce sera une qualité pour les esprits pratiques qui, en présence d'un danger décident d'y parer sans trop de paroles.

Souvenons-nous du maître d'école de la Fontaine !
Il est vrai qu'il eut encore le temps de sauver le
petit enfant, me dira-t-on. Mais je suis persuadé que
le doux poète s'est laissé attendrir. En bonne morale, le petit enfant eut dû se noyer.

III. — SERVICES ANNEXES

La création des services annexes destinés au traitement des vénériens civils des deux sexes, a été
décidée, en février 1916 par le Ministre de l'Intérieur,
en collaboration avec le Sous-Secrétariat du Service
de Santé, qui a précisé dans les instructions du
6 mars 1916 les principes généraux de leur fonctionnement, et de la participation militaire. La circulaire n° 57 du Ministère de l'Intérieur les a dotés d'un
état civil, d'une organisation et d'un budget. Sous
l'impulsion de M. Godart et de M. Brisac, la généralisation s'est faite assez rapidement dans tous les
Centres et nombre de Sous-centres de Régions. Il y
eut à cela quelque mérite, car ces installations dé-
pendaient, outre de l'activité du chef de Centre, d'une
série de facteurs indosables : opposition ouverte ou
dissimulée des municipalités, ou des administrations
hospitalières, pénurie de locaux, manque d'argent,
susceptibilités locales... Gougerot rappelait en novembre 1918 (Ann. des Mal. vénér.) toutes les difficultés, faites d'ignorance, de mauvaise foi et d'intérêts personnels, qu'il dut vaincre pour arriver à

organiser la IX° région. Chacun les a plus ou moins rencontrées sur sa route, mais sans réussir toujours à les écarter avec autant de bonheur.

Le rôle du chef de service annexe était multiple :

Organiser les consultations et traitements ambulatoires pour les deux sexes (en dehors de la prostitution) aussi bien pour le public indigent que pour les usines.

Organiser la surveillance et le traitement des prostituées. Les contrôler dans les localités où ils se faisaient par les soins de la municipalité, en veillant, à l'aide des contre visites ou des dénonciations militaires, à la fermeture des lieux suspects.

Veiller à l'instruction des jeunes et à la propagande par les conférences, les affiches, les imprimés, etc.

Voilà qui est bien. Mais ce séduisant programme, fut-il appliqué ?

En général, oui. Partout où la ténacité du chef de service put s'appuyer sur la bonne volonté de la municipalité et la collaboration des confrères civils, les résultats furent heureux ; les malades désireux de se faire traiter virent multiplier les consultations en dehors des heures de travail, dirigées par des médecins spécialisés ; ils prirent l'habitude des traitements ambulatoires, des injections intra-veineuses, qui inspiraient autrefois une certaine horreur. Les prostituées elles-mêmes, se voyant traitées comme les autres, surent prendre spontanément le chemin de la consultation, cependant que les récidivistes se voyaient traquées avec plus de sévérité qu'autrefois, ainsi que les tenanciers de café à double fond.

Ailleurs, les propositions des chefs de service se heurtèrent à l'hostilité, ou, chose plus grave, à l'indifférence des municipalités, l'une ou l'autre déguisées derrière les objections habituelles : nous manquons de personnel et de locaux, il n'y a pas de fonds, on va ruiner le médecin de la ville, la syphilis n'existe pas chez les civils, etc.

Tout ceci n'est plus qu'un souvenir historique, car rien n'a été fait pour assurer à ces services une permanence de durée et d'action. Ils ont maintenant disparu. Le souvenir en persiste, sous la forme de consultations du soir, dans les villes où elles étaient assurées par des médecins civils de l'endroit, quand ceux-ci ont trouvé quelque intérêt à ce travail du fait de leur activité ou de leur spécialisation.

Ces efforts n'auront cependant pas été vains, car ils auront puissamment contribué à répandre dans le public la notion de la bénignité et de la nécessité des traitements intensifs. Ayant perdu pendant quatre ans le contact avec la clientèle, soit de cabinet, soit du service sanitaire, je retrouve avec une satisfaction que je ne dissimule pas, une atmosphère tout à fait différente à ce point de vue.

Il serait infiniment regrettable que l'on ne profitât pas de cet élan. A défaut de la loi nécessaire, réclamée par Gougerot dans le travail déjà cité, il fautdrait au moins sauver quelque chose, et cela peut se faire :

1° par la conservation des consultations du soir, sous toutes les formes, avec visites, examens, traitements. La circulaire ministérielle de juin 1919 comble ce vœu.

2° par l'extension des services sanitaires, dans le sens indiqué par le paragraphe précédent.

3° par la régularisation des visites dans les usines ou simplement par l'installation, à portée des usines, de consultations ouvertes aux heures de repos pour les ouvriers des deux sexes.

4° par l'organisation de services ruraux dont je vais parler.

IV. — LA PROPHYLAXIE MÉDICALE
DANS LES PETITES VILLES ET LES CAMPAGNES

C'est dans les campagnes et les petites villes que l'action personnelle du médecin est la plus nécessaire. C'est là qu'elle peut se faire le mieux sentir, avoir la plus heureuse influence à la condition que, en possession d'une science suffisante, le médecin veuille bien se souvenir de son rôle moral et social.

Je laisse de côté — ici comme dans toutes les autres parties de ce chapitre — les malades « payants ». Il est avéré que la divulgation de son mal est la première terreur du vénérien. S'il peut s'offrir une place en chemin de fer, il file pour la ville voisine et se met entre les mains du médecin de l'hôpital ou d'un consultant. Il est même trop souvent une victime toute désignée pour le charlatan dont il a lu l'annonce à la quatrième page d'un journal. Tout cela est affaire d'éducation ; passons.

Restent les prostituées et les indigentes.

1º *Les prostituées.* — Dans les petites villes et les campagnes, la prostitution au vrai sens du mot, déjà défini, n'existe à peu près pas.

Une modeste sous-préfecture s'honore de m'avoir vu naître. Elle possède, à l'usage de ses 14.000 habitants, un grand jardin public balayé par le mistral, une gare, une Place d'armes, et les restes d'un vieux castel. Disséminées en quelques discrètes ruelles montant à ce vieux castel vivaient, paisibles et honorées, quatre dames d'âge mûr, dons les noms ont bercé ma jeunesse, sans que j'aie, de longtemps, compris quel genre de célébrité était le leur. Leurs toilettes n'étaient point tapageuses, leur fard à peine indiqué, et leurs allures à la promenade du dimanche, autour de la musique militaire, étaient remarquablement réservées ; elles allaient à la messe. Jusqu'à l'âge de 50 ans, elles sortaient en compagnie d'une dame qui pouvait jouer le rôle de mère. Passé cet âge, on les voyait escortées d'une fausse petite fille, déjà mûre également, qui faisait les intérims, en attendant de prendre la succession. J'appris, bien des années après, la mort de la plus estimée d'entre elles, à l'âge de 65 ans. Jusqu'au bout, elle avait héroïquement « tenu ».

La prostitution ainsi comprise n'est, je l'ai dit, que l'une des formes de l'esprit de société, tel qu'il fut chez les Grecs, tel qu'on le retrouve encore dans certaines villes d'Espagne et d'Italie. Ainsi l'avaient entendu les notables de ma petite ville, qui allaient souvent en toute innocence causer quelques minutes chez ces dames, lesquelles en dehors des jours de foire, de « vogue » ou de fête nationale, avaient de nombreux loisirs. Dans le même esprit d'entente cordiale, la municipalité avait élevé à la dignité de police sanitaire un agent sourd et atteint de sciatique. On l'appelait « les Mœurs » et je ne lui ai jamais connu d'autre nom. Il entretenait avec elles les meilleurs rapports, les débarrassait en douceur des clients trop bruyants, et les aidait à illuminer leurs fenêtres, pour le 14 juillet aussi bien que pour la Fête-Dieu.

Le progrès et la guerre ont peut être porté quelque ombre à cet idyllique tableau. J'ai cependant parcouru, au hasard des affectations et des cantonnements, bien des petites sous-préfectures où ma curiosité professionnelle m'a porté à me renseigner au passage ; il ne m'a pas semblé que le fond en fût bien changé.

Oui, mais.... il y a les petites ouvrières, les petites bonnes, les petites modistes..... C'est entendu, et je reconnais que le danger est là ; il m'est arrivé, dans la zône des Armées, de faire en de tels magasins à devantures honnêtes de fructueuses descentes. Mais j'étais protégé contre les véhémentes et infaillibles réclamations de la municipalité par mes fonctions de Chef de centre et l'arbitraire de la loi sur l'état de siège.

Dans l'état actuel, les clandestines à professions avouables (sauf dénonciations nettes que l'on ne trouve pas en dehors du militaire) dépendant simplement de leur bonne volonté, ou de l'assistance publique, si elles sont indigentes, autre point de vue que je vais maintenant envisager.

2° *Pour les indigentes* — Il est incontestable que le retour de nos braves à l'intérieur a amené une sensible augmentation des maladies vénériennes dans les bourgs, villages et jusque dans les recoins les plus champêtres. Dans le calme des sous-bois, sous l'ombre légère du bouleau argenté, Tityre ne chantera plus sur le pipeau rustique les charmes de l'amour aux champs. L'églogue n'est plus! c'est l'après-midi d'un faune! Et le bon vieux médecin, que l'on trouve encore quelquefois à la campagne, verra avec tristesse alterner dans son cabinet le gonocoque et le spirochœte, en proportions jusqu'alors inconnues.

Que faire?

Il s'agit simplement d'utiliser pour le mieux une bonne loi, assez bien agencée, qui, à la date du

15 juillet 1893, organisa pour les départements, l'assistance médicale gratuite. Tout médecin est censé la connaître. On pourra la parcourir dans le recueil des Actes administratifs du département. Les spécialisés la retrouveront dans les Annales des Maladies vénériennes (octobre 1918), où Gougerot explique avec tous les détails la manière d'en tirer le meilleur parti.

Mais il faudra orienter dans ce sens nouveau cet ancien organisme. Et pour atteindre ce but, comme l'a très bien dit Gougerot, certaines modifications sont de toute nécessité.

Il faut d'abord *allonger et moderniser la liste des médicaments*. Les faiseurs de formulaires officiels, ayant derrière eux une longue carrière de science et d'honneurs (au pluriel), ont en général une phobie marquée pour les produits nouveaux. C'est dans le Codex, comme dans les formulaires règlementaires de l'Armée, que l'on trouve les derniers vestiges des formules désuètes, des ingrédients d'un autre âge, et des médicaments que personne n'emploie plus depuis longtemps. Par contre, nous n'avons pas encore pu faire obtenir leur parrainage pour l'huile de cade, la pâte au goudron, ou le protargol. En ce qui concerne la syphilis, la chose est plus grave, car on ne trouve, dans les médicaments autorisés par l'Assistance médicale gratuite, ni les solutions de benzoate et de biiodure de IIg, ni les émulsions huileuses de calomel, ni les sels arsenicaux. C'est là le premier oubli à réparer, d'urgence, comme disaient les instructions militaires!

Ensuite, il faut *faciliter par tous les moyens l'envoi au Service spécial le plus voisin des vénériens atteints d'accidents graves ou contagieux,* dans tous les cas où le médecin ne pourra ou ne voudra s'en charger lui-même. Il faudra prévoir cette dépense, assez mal réglée dans le titre V de la loi de juillet 1893. Étant donné l'urgence du cas, et la nécessité de ne pas laisser un contagieux semer le mal autour de lui, il est de toute évidence qu'elle incombe à la municipalité de la commune, qui pourra se faire rembourser par le département ou l'État suivant les règles indiquées dans la dite loi.

Ces dispositions peuvent être prises par le Préfet, assisté du Conseil général, sans autre intervention. N'oublions pas que, en cas de résistance du Conseil général, il peut être pourvu à la règlementation du Service par un décret rendu dans la forme de règlement d'administration publique (Art. 5 de la loi du 15 juillet 1893).

Combien serait-il plus simple, dira-t-on, que le médecin de la commune puisse appliquer lui-même ces médications, qui n'ont en somme rien de bien mystérieux. Oui, cela est de toute évidence. Pour une maladie aussi répandue et pour des traitements aussi simples, l'acquit médical du praticien de la plus obscure bourgade devrait suffire. Or il n'en est pas ainsi. Pourquoi? Voilà une question dont

l'étude fournira la matière de ce dernier paragraphe.

§ 3 L'ÉTUDE DE LA MÉDECINE ET LE ROLE DU MÉDECIN

« *Honora medicum propter necessitatem* », a dit
l'Ecclésiaste (XXXVIII. I.). Ce n'est point l'avis de
Montaigne, qui autorise tout au plus le médecin « à
choisir d'entre les porreaux et les laitues, de quoi il
leur plaira que son bouillon se fasse, et d'ordonner
le blanc ou le clairet ». Cependant il les honore « pour
l'amour d'eux-mêmes, en ayant vu beaucoup d'hon-
nestes hommes et dignes d'estre aimez. »

Voilà deux conceptions différentes, celle du
croyant et celle du sceptique. Pour les satisfaire, le
médecin doit faire preuve de savoir et de conscience ;
il doit être un praticien expérimenté et un sage. Je
dirai même que cette sagesse est encore plus nécessaire chez le modeste médecin dont je m'occupe que
chez le savant des grandes villes, où elle s'atténue
souvent dans le miroitement de plus éblouissantes
qualités.

*Le programme actuel des études médicales répond-
il aux nécessités de l'enseignement ?* Suffit-il à la
formation de bons praticiens ? Ce n'est pas le lieu,
ni le moment, de reprendre cette vielle querelle qui
fut à l'état aigu en 1906 et 1907. Si un confrère
députe aborde un jour cette question, il trouvera
tous les éléments d'un rapport dans la Revue Scien-

tifique de 1906 (mars, avril, mai), dans le Bulletin Médical de la même année (février, mai) et dans le Congrès des praticiens de l'année suivante, à côté de quantités de plaidoyers *pro domo* et de digressions purement oratoires.

De ces discussions souvent dépourvues d'aménité, il appert que l'enseignement est donné par la Faculté en dépit du bon sens, que la division du travail est faite en dehors de tout esprit pratique et que l'étudiant, qui aurait la naïveté de se borner aux cours et stages officiels pendant ses cinq ans d'étude serait simplement un danger public pour ses premiers clients.

Il n'en est heureusement pas ainsi. Pourquoi ? Parce que, comme toujours en France, la bonne volonté de quelques Maîtres ou de leurs collaborateurs supplée en partie à l'ineptie des programmes, et surtout parce que tout étudiant intelligent s'active (on dit se débrouiller depuis la guerre) pour compenser l'insuffisance de la manne officielle. Actuellement, il faut, en dehors des concours hospitaliers, qu'un étudiant soit pourvu d'une louable ténacité pour arriver non pas à passer un examen, ceci étant à la portée du premier venu, mais à être capable, en fin d'étude, d'examiner cliniquement un malade et de le traiter.

L'ignorance avérée dont fait preuve la plupart des praticiens, et des meilleurs, en présence des maladies vénériennes n'est qu'une démonstration particulière de cette loi générale. Notez bien que je ne me permettrais pas une pareille affirmation si elle m'était personnelle. La première récrimination dans ce sens date, à ma connaissance, de 1888, et émane de l'Académie de Médecine. A la suite du vœu qu'elle émit, la Faculté de Médecine a parlé d'un stage et d'un examen spécial pour les maladies vénériennes. Aussitôt tous les professeurs de spécialité assaillirent Brouardel pour en avoir autant, et le projet fut remis. En 1893, à la Conférence internationale de Bruxelles, le Professeur Kaposi fit adopter un vœu en vue d'obtenir de tous les gouvernements l'obligation d'un stage clinique pour les spécialités. En 1905, à la Commission extra-parlementaire, sous l'impulsion du professeur Augagneur, un vote unanime réclama que « nul ne pût être inscrit pour le cinquième examen s'il n'avait fait un stage dans un service spécial, et s'il ne présentait ni certificat attestant qu'il avait subi avec succès un examen de validation de ce stage devant le chef de service ». La généralisation de ce procédé et une juste sévérité dans l'obtention du certificat seraient peut-être la seule façon de donner quelque valeur à cette pitoyable comédie qui s'appelle le cinquième examen de doctorat.

A l'occasion de ce vote, le Professeur Fournier dit des médecins et de leur ignorance en matière vénéréologique tout le mal qu'il en pensait. Qu'auriez-vous dit, cher Maître, si le hasard vous avait mis, pendant la guerre, à la tête d'un Centre dermato-vénéréologique, aboutissant des évacuations faites, dans toute une Armée, par 3 ou 400 jeunes médecins de bataillon, voire même des médecins-chefs ! Je me hâte d'ajouter qu'ils avaient toutes les excuses ; d'abord ils avaient autre chose à faire ; et puis cette insuffisance des données premières n'était vraiment pas de leur faute. On a rendu le stage de deux mois obligatoire dans certaines facultés, on a disséminé les étudiants dans des services spéciaux... tout cela est bien, mais ne servira de rien tant que le certificat de stage sera donné à tous, aux ignorants comme aux autres. Il faudrait qu'il ait la valeur que réclamait Augagneur et que l'interrogatoire portât essentiellement sur des questions ou des manœuvres pratiques. On ne verrait pas s'installer des médecins incapables de faire une injection intra-veineuse, un lavage urétro vésical, ou un sondage chez un rétréci.

Qu'on laisse les étudiants libres de travailler comme il leur plaira, de suivre n'importe quel enseignement, de changer facilement de maîtres, de facultés, comme cela se fait hors de France ; cela vaudra mieux que d'exiger, dans les services, des signatures généralement données par l'infirmier, ou des heures de présence à certains cours somnifères dans les grandes salles des Facultés. Mais il n'y aura plus personne à ces cours, geindront certains officiels ! Tant mieux. L'élève ira spontanément à ceux qui l'instruisent, et ce sera justice.

Par contre, qu'un examen clinique authentique et sévère ferme impitoyablement la porte aux ignorants. L'inaptitude existe pour toutes les professions, même les plus humbles, disait mon ami Vignard dans son rapport sur le P. C. N., la médecine seule n'en comporte pas. Il en sera ainsi tant qu'il n'y aura pas une séparation radicale entre le corps enseignant et le corps des examinateurs. Je crois avec lui que c'est la première et grande réforme, car nul ne conteste la qualité de notre corps enseignant. Il y a, à l'entrée de la médecine, assez de seuils pour arrêter les incapables, mais ces seuils ne sont pas gardés. Une cohorte mobile de professeurs qualifiés, suffisamment rétribués pour ne pas avoir besoin de clientèle, feraient la police et déblaieraient la profession mieux que toutes les lois.

Cette même Compagnie pourrait peut-être fonctionner comme Conseil de l'Ordre. Voilà une institution empruntée aux avocats, dont on parle chez nous une ou deux fois par an, à l'occasion de quelque scandale, où le nom d'un médecin se trouve mêlé. Question bien délicate, car les limites de la médecine étendues par la para-médecine, deviennent de plus en plus indécises, et avec elles, ses droits et ses devoirs.

Ne voyons pas si loin. Il semble à première vue que dans une profession libre comme la nôtre, les plus heureux soient souvent ceux qu'embarrassent le moins les connaissances scientifiques et les scrupules professionnels. Cette vue est toute superficielle. En réalité, le médecin expérimenté est encore celui qui réussit le mieux. Quelques succès retentissants et passagers dus à la réclame n'infirment pas ce principe. Regardez autour de vous. Vous verrez que, sauf en quelques villes cosmopolites où se renouvelle incessamment une clientèle de passage, la vogue sérieuse et surtout durable va toujours vers l'homme qui sait son métier et qui l'aime, vers l' « honneste homme » selon le cœur de Montaigne.

§ 4. LA RÉPRESSION DU CHARLATANISME MÉDICAL

Mais le médecin français est arrêté dans sa propre défense par la discrétion professionnelle et par toute une série d'obligations morales, auxquelles le soumet une longue tradition, qui est l'honneur de la médecine dans notre pays. Ces obligations sont plus strictes chez nous que partout ailleurs, et plus encore, semble-t-il, pour la spécialité vénérienne que pour toute autre. En Angleterre, en Italie, en Suisse, en Allemagne, il est admis qu'un médecin affiche à sa porte sa spécialité, qu'il fait connaître par la voie des journaux son installation, ses absences, ses changements d'adresse. C'est à peine si ces simples manifestations sont tolérées chez nous, et elles valent généralement quelques désagréables réflexions au confrère qui en use.

Partout ailleurs également, le médecin a le droit, à ses risques et périls, de créer un institut particulier, dans lequel il traite ses malades, et même enseigne à ses élèves, s'il a quelque notoriété. Les instituts de ce genre sous une direction intelligente et scientifique, ont fait la gloire des spécialistes non officiels de Vienne, aux cliniques desquels nous avons tous assisté. A un point de vue plus matériel, ces mêmes instituts ont fait la fortune des médecins suisses, de Genève, de Berne et surtout de Lausanne, où le même chef ne croyait pas déroger en signant de la même main les ordonnances médicales et les comptes du boulanger. Il a été beaucoup médit de ces médecins, et des procédés de vulgarisation soi-disant condamnables employés par eux. En règle générale, tout ceci est faux. J'en parle, les ayant connus, et de très près, comme concurrents directs, ou comme amis. Il est exact que certains d'entre eux s'étaient organisés pour mettre à la portée des malades le maximum de commodités et de confort pour le minimum de prix. En quoi ceci est-il blâmable ?

Il serait à souhaiter que cette conception fût largement adoptée chez nous. Ce serait la seule façon de lutter sur leur propre terrain avec la légitime concurrence de nos voisins. Le malade prise fort la virtuosité opératoire d'un chirurgien, c'est certain : mais celle-ci ne perdra rien à s'exercer dans un local où il serait le maître de veiller à l'hygiène de la chambre comme à la qualité du menu. Je dois reconnaître que, dès l'avant-guerre et particulièrement en chirurgie, on avait saisi les avantages de cette organisation, et que les maisons de santé fleurissaient un peu partout dans les grandes villes, où elles avaient tout le succès voulu.

Rien de pareil, dans notre spécialité. Sauf quelques très honorables exceptions, à Paris particulièrement, l'idée de l'institut a été surtout exploitée chez nous par des pseudo-spécialistes, que rien, dans leur éducation antérieure, ne désignait pour les merveilles de thérapeutique ou les finesses de laboratoire qui sont annoncées dans leur prospectus. Mais à défaut de science, les murs discrets des pissotières et les annonces accueillantes des journaux sont là pour drainer la foule des œgrotants ignorants ou naïfs. Car de toutes les spéculations, celle qui fait fond sur la bêtise humaine, est la plus profitable de toutes.

Contre un exploiteur, la loi a-t-elle fourni aux malades ou aux médecins des moyens de défense?

Non. La loi a complètement négligé cette espèce. Et c'est pourquoi la question arrivait en février devant la Commission extra-parlementaire, apportée par le professeur Augagneur, alors maire de Lyon. A ce titre, et se considérant comme propriétaire des édicules publics, le professeur Augagneur avait fait enlever dans notre ville les affiches prometteuses de guérisons merveilleuses, sans autre forme de procès.

Procédé excellent, mais discutable, puisque certaines villes étaient liées par de longs traités avec les industriels afficheurs. Procédé insuffisant, parce qu'il leur restait toute la publicité libre de la voie publique et des journaux. Le professeur Augagneur, partisan des méthodes simples et rapides, proposa à la Commission d'assimiler ces affiches et réclames à l'outrage aux mœurs, lequel est prévu et puni par un article de la loi du 16 mars 1898. Il suffisait d'ajouter à cet article un texte additionnel concernant les affiches, annonces, prospectus, etc.

Le principe de la répression fut adopté, malgré certains qui invoquèrent la liberté de la presse « une des plus précieuses conquêtes de la Révolution ». Mais la proposition ne put être adoptée sous cette forme. Les mêmes légistes qui, à propos du délit pénal de contamination, assimilèrent d'un cœur léger la syphilis aux coups et blessures, ne voulurent pas admettre cette autre assimilation. D'autre part, les difficultés s'accumulèrent lorsqu'il s'agit de fixer les limites de l'affiche obscène. Les médecins de Saint-Louis se virent sérieusement menacés parce que leurs noms étaient annoncés à la porte de l'hôpital ; et M. Le Poittevin rédigea tout d'abord un texte tel que les affiches de l'Assistance publique dénonçant les dangers de l'alcoolisme tombaient sous le coup de la loi !

On finit cependant par s'entendre sur la rédaction suivante :

« Sera puni des peines de contraventions portées à
l'article 479 du Code pénal quiconque aura spécifié
un traitement ou indiqué une personne faisant le
traitement des maladies vénériennes, quelle que soit
l'appellation employée pour désigner ces maladies,
au moyen d'affiches exposées sur la voie publique
ou dans les lieux publics, à l'exception des indications de service ou de consultations affichées à la
porte des hôpitaux ou cliniques ou aux domiciles
des médecins.

« En cas de récidive, dans un délai d'un an, la peine
sera de 16 à 200 fr d'amende et de 6 jours à 2 mois
de prison.

« L'affichage du jugement à la porte du domicile
du condamné pourra être prononcé par le tribunal. »

L'adoption de ce projet de loi serait tout à fait
désirable, à la double condition que la justice n'ait
pas de faiblesse pour les charlatans, et que les vrais
médecins aient un peu moins de pudeur à l'égard de
leur propre réclame. Mais voyez quelle mentalité est
la nôtre ! A ces mêmes séances le professeur Fournier et le Dr Balzer s'indignèrent à l'idée que leurs
heures de consultation seraient indiquées à la porte
d'un hôpital ! Et du haut en bas de l'échelle des médecins dignes de ce nom, je retrouve cette pudeur mal
placée ! Si je passe devant les portes de la plupart
des médecins aussi bien que devant la mienne, je
vois simplement un nom gravé sur une plaque, et

quelquefois un titre qui n'implique aucune spécialisation. Quelques mètres plus loin, je croise une immense enseigne, en lettres d'or sur fond noir, annonçant au public étonné que le D^r X ou l'Institut Y, émanation du grand Institut de Paris, de France ou de Navarre, guérit avec une rapidité merveilleuse les maladies les plus secrètes, grâce à l'excellence de ses méthodes, où la sérothérapie, le radium et le 606 évoluent en un éblouissant mirage. Et ne croyez pas que ces procédés réussissent seulement auprès du métèque ahuri ou du naïf campagnard ! On ne saurait croire le nombre de bons bourgeois, d'ouvriers instruits que l'on rencontre parmi les victimes de ces exploiteurs. Excès de confiance souvent — mais surtout névropathie ! Le névropathe qui n'a rien, auquel son médecin l'a dit, est le client tout désigné de ces interlopes, qui se font un vrai plaisir de lui trouver tout ce qu'il voudra, et aussi tout ce qu'il n'a pas, au prorata de ses disponibilités pécuniaires.

Je crois que le vote de cette loi aurait les meilleurs effets, mais à la condition essentielle que nous commencions nous-mêmes à modifier nos conceptions et nos habitudes. Sans aucune atteinte à la dignité professionnelle, nous devons donner au médecin plus de laxité, plus de liberté dans le choix de ses moyens de défense et de faire savoir N'hésitons pas à faire connaître notre spécialité, à encourager la fondation des instituts sérieux, des cours privés, gratuits ou payants. Et que les syndicats médicaux se chargent de la police de la profession avec plus de vigueur qu'ils ne l'ont fait jusqu'à présent.

De la récente séance consacrée à cette discussion en juin 1919, à la Société de Prophylaxie, il ressort qu'un mouvement très net se dessine à nouveau dans le sens de la répression de la publicité charlatanesque. La Société de médecine légale, celle de Médecine publique, le Conseil général de la Seine, l'Association de la Presse médicale française se sont mis d'accord pour demander que des mesures énergiques soient prises pour enrayer le mal. Mais dès qu'on parle d'en passer aux actes, toute cette belle ardeur s'en va en fumée. Gougerot a proposé très logiquement que l'on répande sur les mêmes murs des imprimés qui soient le contre-poison des affiches charlatanesques. On a refusé sous prétexte qu'il ne fallait pas employer les mêmes procédés que ces agents de publicité. Et pourquoi ? Veut-on, oui ou non, faire quelque chose ou palabrer indéfiniment ?

Nous avons du moins appris que la plupart des traités signés par les concessionnaires des édicules avec la ville de Paris finissaient en 1921 ou 1922. Excellente occasion de reprendre la campagne et de peser de tout son poids sur les futures décisions de la municipalité.

Mais hélas, là aussi on pense que l'argent n'a pas d'odeur !

§ 5. PROPHYLAXIE SANITAIRE PROPREMENT DITE

Je range sous ce titre l'ensemble des mesures sanitaires et médicales que la Société impose ou pourrait imposer à ses membres pour les protéger contre les maladies vénériennes en dehors de la prostitution. Si rares que soient les accidents de cette sorte, ils doivent être envisagés par le législateur et par le médecin, avec d'autant plus de soin qu'ils apparaissent comme plus imprévus dans les actes ordinaires de la vie courante.

1° *Les garanties sociales du mariage*. — Le mariage, noyau de la famille, base de la Société, doit être effectué dans les meilleures conditions de santé, s'il veut jouer son rôle dans la propagation de l'espèce. Pénétrée de cette idée, la Société de prophylaxie a mis cette question à l'ordre du jour en 1903, dans des séances où elle fut longuement discutée.

Quelques bons esprits, le Dr Renault, le Dr Cruet, le professeur Gilbert, M. Fortier, attaquèrent de front la position, et voulurent faire admettre qu'en présence d'un fiancé vénérien contagieux le médecin pouvait être relevé du *secret professionnel* et autorisé à divulguer la maladie à la famille.

Contre cette conception un peu large du devoir médical s'élevèrent la plupart des médecins, représentés par le Dr Brouardel, partisan irréductible du secret professionnel. Avec beaucoup de raison, on fit remarquer qu'en France, aucune autorisation ne pouvait *obliger* un médecin à faire cette révélation. Car, si les médecins sérieux se croyaient tenus à observer cette décision, d'autres moins qualifiés se feraient un devoir de ne jamais les suivre. En sorte que cette mesure tournerait au plus grand profit des spécialistes plus soucieux d'achalander leurs cabinets que de respecter les règlements, chez qui se précipiteraient tous les spécifiques candidats au mariage.

Il en serait peut-être autrement si des sanctions très sévères accompagnaient cette obligation. C'est le cas en certains pays scandinaves. Mais il serait très difficile, chez nous, de domestiquer ainsi la médecine, et le vote obtenu par surprise dans ce sens, au Congrès de Londres, en 1913, n'a aucune signification.

Dans un sens plus large, nous croyons, avec l'énorme majorité des praticiens, qu'il ne faut faire au secret professionnel aucune atteinte, même légère, car on atteindrait en même temps la confiance de nos malades, sans laquelle aucune médecine sérieuse n'est possible.

D'autres (Dr Comby, Dr Courtade) préconisèrent l'idée d'un *certificat médical* donné avant le mariage à la suite d'un examen complet, que cet examen soit plus spécialement dirigé en vue de la recherche des maladies vénériennes ou que le futur beau-père exige un contrat d'assurance sur la vie.

Cette idée contient à la fois une duperie et une naïveté.

Croit-on qu'il soit possible de dépister avec une telle facilité une maladie vénérienne en période d'accalmie ? Ceux qui, comme moi, se voient poser la question comme experts cités en justice, savent quelle est sa délicatesse, même pour les plus spécialisés d'entre nous. D'ailleurs dans la majorité des cas, on demanderait cet examen au médecin de la famille. Je le mets bien au défi, en l'absence d'accidents actuels, de pouvoir faire un diagnostic, si le sujet s'est traité sérieusement, même s'il est en pleine période secondaire. Ceci est de notion courante, il est inutile d'insister.

Il aura recours à l'analyse du sang me dira-t-on. Tout en respectant ce procédé de laboratoire, dont j'ai dit le bien que je pense (Progrès Médical 1918) je ne crois pas qu'il soit parvenu à ce degré de perfection qu'il puisse impliquer une décision absolue. Il a la valeur d'un symptôme de plus, mais il implique un doute. Peut-on sur la foi d'un doute s'opposer à une union que rien ne semble devoir empêcher, si ce n'est une demi-hémolyse suspecte ?

Un spécialiste pourra plus facilement dépister les séquelles glandulaires, pigmentaires ou cicatricielles, et de ce fait, contraindre à un aveu le spécifique récalcitrant. Mais là une autre question se pose : *Le mariage est-il permis au syphilitique, et dans quel délai ?* Les deux questions ont été tranchées par l'enquête faite par Civatte en 1907 (Annales de Dermatologie). Il est admis par la presque unanimité des spécialistes d'Europe que le syphilitique traité peut se marier dans un délai moyen de 3 ou 4 ans après le chancre. Dès 1908, j'ai pour ma part commencé dans les Annales de Dermatologie une campagne dans un sens parallèle, en soutenant que le père syphilitique bien traité, engendrait habituellement des enfants en excellent état et que les hérédités spécifiques étaient surtout le fait d'une contamination maternelle. J'avais à cette époque quelques cas bien suivis. Je les compte maintenant par centaines ; et l'arrivée des traitements arsenicaux intensifs n'a fait que m'encourager, comme beaucoup d'autres, dans cette voie de liberté laissée au syphilitique ancien et traité, pour se marier et procréer.

Il semble que, dans cet ordre d'idées, l'on doive s'en tenir au sage conseil donné par Jullien et Darier, rapporteurs à la Société de Prophylaxie : qu'il soit remis aux fiancés avant le mariage un avis leur démontrant l'importance d'un examen médical, renseignant les ignorants, provoquant chez les autres un réveil de conscience, leur montrant la nécessité dans certains cas, d'ajourner ce mariage pour suivre un traitement, ou même de le rompre, en leur faisant le tableau des conséquences possibles. Cet avis pourrait être joint à la liste des pièces nécessaires à la publication des bans, ou, envoyé par la Société de Prophylaxie. Le récent rapport de Fouquet à la Société de Prophylaxie (mai 1919) aboutit à peu près aux mêmes conclusions.

Mince résultat que ce petit morceau de papier, disait Julien! C'est vrai, mais il nous paraît aussi difficile qu'à lui d'obtenir davantage, de façon officielle. C'est là un des cas où l'action personnelle du praticien, la causerie en tête à tête dans le cabinet médical, la confession, peut-on dire, ont le plus d'influence. Tous mes confrères en spécialité le savent. Il n'y a pas de semaine que je n'aie, dans ma clientèle, à trancher cette question du mariage possible et de son délai, question délicate pour la syphilis, plus délicate encore pour les suites de blennorrhagie. En employant la douceur ou la violence, en agissant sur la raison ou sur la peur, suivant les cas, j'ai toujours obtenu les délais nécessaires. Mais il ne faut pas pour cela se poser en praticien gourmé, ou en moraliste intransigeant. Il faut être homme, auquel rien d'humain n'est étranger; il faut comprendre les faiblesses, partager les angoisses qui sont réelles; mettre, avec sa science, un peu de son cœur, dans l'examen de ces situations difficiles, et donner l'impression que l'on agit comme pour soi-même en pareille circonstance. L'on obtient plus avec cela qu'avec une décision ministérielle.

2° *Divorce et maladies vénériennes.* — La loi

est-elle mieux armée pour défendre, au cours du mariage, l'un des conjoints contre la maladie de l'autre ? C'est là une espèce assez fréquente, puisque le Professeur Fournier trouvait sur 100 femmes syphilitiques, 19 contaminations par le mari.. Et notez qu'il s'agissait de la clientèle de ville !

Personnellement, je n'ai pas retrouvé une proportion pareille. Mais j'en accuse seulement l'esprit déplorablement sceptique que m'ont fait de mauvaises lectures et la pratique de la vie. Moi aussi, j'ai quelquefois rencontré sur les épouses d'anciens syphilitiques, tertiaires avérés, des roséoles imprévues. Agité par un excusable désir de curiosité scientifique, je poussais mes investigations plus loin, employant, suivant le mode des confesseurs, la douceur enveloppante ou la violence inquisitoriale. Je découvrais ainsi souvent les origines réelles de ces syphilis florides, lesquelles n'étaient rien moins que conjugales. Pour le reste, voir Rabelais : « Comment Rondibilis, médecin, déclare cocuage estre naturellement des appennages du mariage » (Pantagruel, livre III, chap. 22).

Or la loi du 27 juillet 1884 prévoit quatre causes de divorce : l'adultère, les excès et sévices, les injures graves, les condamnations criminelles ; mais elle ne fait aucune allusion à la syphilis dont il n'est d'ailleurs jamais question dans le Code civil.

Là encore, l'interprétation est tout. Suivant le mouvement des idées, avec la sage lenteur qui convient aux vieilles dames, la jurisprudence tend à devenir plus libérale que la loi. Chaque année, des tribunaux appelés à juger les cas de ce genre assimilent le fait d'avoir communiqué la syphilis à une injure grave, laquelle est, au moins, une cause facultative de divorce. Celui-ci peut être prononcé, lorsqu'il s'accompagne de circonstances aggravantes, telles que transmission de la syphilis dans les premiers rapports sexuels, abandon sans soins par le mari pour dissimuler sa faute, imposition par la violence de rapports conjugaux à une femme avertie, procréation d'enfants syphilitiques, etc.

Cette interprétation peut satisfaire les moralistes purs qui recherchent la punition du coupable. Elle résout également la question, lorsque, par suite de sa contamination, la femme en est arrivée à un tel dégoût de son mari que la vie commune lui est intolérable. Mais, au risque de surprendre les âmes simples, je dirai que ce n'est pas du tout le cas habituel. En réalité, le divorce n'est pas une solution, et dans la plupart des cas, il ajoute simplement un second malheur à un premier, pour l'un comme pour l'autre.

Lorsqu'un médecin se voit, dans son cabinet, acculé à cette révélation, il doit en prévoir les suites. Celle-ci se manifeste, suivant le tempérament de la dame (car nous admettons galamment que l'homme est le coupable), par l'affaissement et un ardent désir de suicide — ou par des cris de vengeance et un désir non moins ardent de révolvériser son époux. Cette crise ne dépasse guère un quart d'heure, si le médecin veut bien démontrer à la patiente l'inutilité de l'un et de l'autre geste. Puis pendant quelques jours, elle ne pourra plus voir son époux en peinture, suivant la forte expression populaire, et elle abondera chez les hommes de loi qui, comme de juste, lui conseilleront le divorce.

Que doit faire le médecin ?

Question d'espèce, à mon sens.

Si l'époux paraît être une sombre canaille, infectée au moral comme au physique, s'il est un imbécile complet, si ses antécédents laissent prévoir des complications cérébrales, s'il n'a pas d'enfants, je crois en effet que l'occasion est excellente pour libérer une pauvre petite femme innocente, dont la vie sera un perpétuel supplice. Mais si l'époux est un brave garçon, qui s'est cru guéri (souvent même sur l'affirmation médicale), s'il a été victime d'une malheureuse rencontre de voyage ou de fin de banquet, si d'autre part la joie a régné jusque là dans cette union, que scellent un ou plusieurs enfants, employez toute votre diplomatie à leur démontrer combien le divorce leur serait préjudiciable à tous égards. Laissez passer la première période de répulsion, au cours de laquelle vous obtiendrez qu'il n'y ait pas de paroles irréparables. Démontrez ensuite à la victime qu'un traitement vigoureux réparera tous ces maux, que la maladie guérit, qu'elle s'atténue d'ailleurs d'elle-même, que du fait de leur maladie commune, il n'y aura rien de changé dans leurs rapports habituels, tout en défendant momentanément la conception. Faire ressortir l'état fâcheux d'un divorce, pour eux, pour les enfants, la divulgation de la maladie, qui la fera mettre, elle, au ban de la Société, les insinuations des bonnes amies, toute une vie à refaire, dans des conditions déplorables...

Ajoutons qu'au point de vue prophylactique, il n'est pas désirable de voir l'un et l'autre aller répandre leur maladie par ailleurs.

D'ailleurs je suis tout à fait tranquille sur les suites. J'ai vu ce fâcheux accident survenir dans des ménages très unis (causé par l'un ou l'autre sexe, surtout depuis la guerre). Je les ai toujours vus aboutir à un accord que leur conseillent la science, la raison, et la pauvre sagesse humaine que nous sommes réduits à écouter en ce monde de misère et de perversion.

3° *La protection des nourrices et des nourrissons.* — Les mesures de protection en ce sens sont édictées par les articles 27 et 29 du règlement d'administration publique du 27 février 1877, conformément à l'article 12 de la loi du 23 décembre 1874.

Ces articles prescrivent à toute femme voulant prendre un enfant en nourrice un certificat du Maire et un certificat médical, attestant qu'elle n'a ni infirmité, ni maladies contagieuses.

Pour celles qui ont recours à un bureau de placement, l'article 6 de l'ordonnance de police du 1er février 1878 exige, en outre, pour Paris, leur inscription à la Préfecture de police, laquelle n'est accordée qu'après un examen portant sur la partie supérieure du corps, les organes génitaux étant pudiquement exclus. De ce fait, nous disait M. Honnorat en mai 1906, 4 ou 5 nourrices par an sont refusées par la Préfecture.

D'autre part l'article 13 du règlement de 1877 autorise le médecin inspecteur à faire cesser l'allaitement, s'il reconnaît, chez l'enfant, les symptômes d'une maladie contagieuse. De plus, la Préfecture impose toujours à Paris, aux bureaux de placement, l'obligation de faire visiter par un médecin, tout nourrisson confié par leurs soins à une nourrice.

Enfin la Préfecture refuse d'inscrire comme nourrices celles dont trois élèves sont décédés !

Cette réglementation parisienne est localisée et insuffisante, mais elle serait un excellent point de départ pour une modification de la loi, applicable à toute la France. La Société de Prophylaxie s'est attachée à cette question, dont l'étude a occupé nombre de séances entre avril et mai 1906.

Cette discussion a abouti à une longue déclaration dont j'extrais les vœux suivants :

Déclaration de principe : toute personne qui met sciemment en contact une nourrice saine avec un enfant syphilitique ou inversement commet un acte coupable que la loi doit atteindre.

Préservation des nourrices : a) Le médecin a seul compétence pour déterminer si, dans certaines conditions, un enfant issu de souche syphilitique peut être confié à une nourrice saine.

b) Recommander tout ce qui favorise l'allaitement maternel et tout ce qui renseigne sur la transmission de la syphilis par l'allaitement.

c) Obligation pour les parents qui placent leur enfant en nourrice de produire un certificat médical établissant que cet enfant n'est atteint d'aucune maladie contagieuse.

Même obligation pour le père lui-même (adopté à la majorité). La même obligation pour la mère a été repoussée.

Préservation des nourrissons : obligation pour la nourrice voulant se replacer, après un allaitement, de posséder un certificat médical attestant que cet enfant n'était atteint d'aucune maladie contagieuse. Ce replacement ne pourra se faire que deux mois après le premier nourrissage.

Une séance fut consacrée en novembre 1908 à l'intéressante question du nourrissage de l'enfant syphilitique par une nourrice syphilitique. Fournier, Balzer, Ribemont-Dessaignes, Emery furent d'accord pour recommander cette pratique, qui, en bien des circonstances, avait sauvé des enfants bien compromis. La difficulté est de les trouver, quand le besoin s'en fait sentir. Il ne semble pas qu'il soit facile de tenir un registre public des nourrices syphilitiques,

Mais il serait peut-être possible, dans certains cas, d'obtenir leur autorisation discrète. Aussi la Société émet-elle le vœu de permettre aux médecins l'inscription des nourrices syphilitiques sur un registre spécial qui se trouverait, par exemple, chez le directeur de l'hospice des enfants assistés et qui serait mis à la disposition des seuls médecins en cas de besoin.

La loi du 27 juin 1904 sur les enfants assistés aurait été une excellente occasion d'adapter, sur ce point spécial, les usages actuels avec les prescriptions contenues dans des circulaires nombreuses et souvent contradictoires. Une fois de plus nos législateurs ont cédé devant les formalistes.

On proposait une excellente adjonction à l'article 144 : en cas de manifestations suspectes, le médecin doit suspendre ou faire cesser complètement l'allaitement et indiquer à la nourrice les dangers de son état, en même temps que les précautions à prendre.

C'était net, et c'était bien. Mais certains esprits vétilleux s'avisèrent que les médecins en profiteraient peut-être pour proscrire de façon abusive l'allaitement maternel. Et cette crainte, née dans le cerveau d'un visionnaire médicophobe, impressionna tellement l'assemblée, qu'elle préféra ne rien faire du tout !

On aurait pu également défendre aux médecins d'ordonner des régimes, comme étant susceptibles d'affaiblir la race !

L'article 145 prescrit l'établissement de la fiche médicale annuelle. L'article 146, § 2, précise les conditions dans lesquelles le médecin peut porter sur les livrets les indications sanitaires strictement indispensables, notamment en matière de contamination, au besoin en écriture abréviative ou conventionnelle.

De l'administration, nous dit Rebeillard, on a obtenu que ces notes fussent rédigées sur un carnet médical spécial, encarté dans le livret de l'enfant, détachable à volonté, et pouvant rester, plus tard, chez le directeur de l'agence, à la disposition du médecin, en cas de besoin.

Et c'est tout. En somme, si ces articles ou ces vœux pourvoient à peu près à la défense de la nourrice, il n'y a rien de pratiquement fait pour le nourrisson. Il faut donc se défendre soi-même, ce qui a toujours été le meilleur mode de défense.

Dans le choix d'une nourrice, exigez un examen médical complet, fait par un spécialiste éprouvé, qui sache sur de minimes indices émettre un doute, ou provoquer un aveu. Le refus de cet examen serait déjà un doute suffisant pour refuser le nourrissage. On peut tâter la réaction de Bordet-Wassermann, si elle est faite par un sérologiste bien choisi. Une ou deux réactions nettement positives autorisent une suspicion suffisante pour ne pas risquer la santé d'un enfant.

Quant à l'enfant, c'est question de simple prudence et de sûreté personnelle pour les parents, de ne pas le confier à une nourrice, s'il naît pendant qu'ils sont eux-mêmes en période secondaire. La mère est la nourrice toute désignée. Au besoin le biberon, donné avec toutes les précautions d'usage, suffit dans la plupart des cas, en même temps que l'on entreprend le traitement spécifique, de préférence par les frictions à l'onguent napolitain.

Quand le père a été seul atteint, et qu'il s'agit d'un tertiarisme éloigné, j'estime — opinion personnelle — qu'il n'y a aucun danger à faire allaiter par une nourrice, n'ayant *jamais* observé dans ces conditions d'hérédité spirillaire, c'est à dire avec manifestations contagieuses. Je ne veux pas rappeler la longue campagne entreprise par moi sur ce sujet en 1906 (Précis des maladies vénériennes. Coll. Testut. Augagneur et Carle) et continuée jusqu'en 1914 dans les Annales de Dermatologie. Je la résume en disant qu'en présence d'un nouveau-né nettement syphilitique, on peut toujours le faire nourrir par la mère. Non pas parce qu'elle jouit de la mystérieuse immunité que lui confère la loi de Colles, mais parce qu'elle est syphilitique. Et si l'on ne s'en est pas douté plus tôt, la raison en est dans ce fait bien connu que la syphilis de la femme est très difficile à déceler, étant bien plus légère que celle de l'homme et plus spontanément curable.

Par contre, quand il est avéré que le père est seul syphilitique et à plus forte raison tertiaire, j'ai vu arriver quelquefois des enfants dystrophiques, mal bâtis, chétifs, ou contrefaits, mais *jamais* les accidents cutanés ou muqueux de la période contagieuse. Dans ces cas, et sous la réserve d'un examen complet du père, de l'enfant et surtout de la mère, il n'y a aucun danger à confier l'enfant à une nourrice étrangère. Exiger également un examen de cette dernière, qui trouverait facilement plus tard une origine nourricière à une syphilis de toute autre nature.

1° *Les syphilis accidentelles.* — Celles-ci peuvent être dues à des interventions médicales ou sont le fait des occupations professionnelles.

A — LES SYPHILIS D'ORIGINE MÉDICALE. — En diverses circonstances, le médecin ou ses instruments peuvent être vecteurs de produits infectieux.

1° *La vaccination.* — Il est probable que, de tous temps la transmission de la syphilis d'un enfant à un autre par la lancette du médecin a été chose fréquente. Mais, vers le milieu du siècle passé, une série de véritables épidémies de ce genre émurent l'opinion médicale. En 1882, un médecin de Berlin inoculait ainsi 19 enfants, un autre, de Freinfeld, faisait 16 victimes. Procès et condamnation. En novembre 1856, à Lapara, le vaccin recueilli sur la petite Philomène Listorté donne la syphilis à 23 enfants. Ceux-ci la transmettent à 11 autres, qui inoculent à leur tour leurs mères, qui la donnent à leurs maris, etc.

En 1861, à Rivalta, une vaccination contamine 39 enfants qui inoculent à leur tour 30 nourrices qui à leur tour... Et bien d'autres... Le mystère qui entourait l'origine de ces épidémies prit fin avec les expériences de Pellizzari (1860) et les travaux de Rollet et Viennois. Il est bien admis aujourd'hui que, non seulement la lympho mélangée de sang, mais encore le vaccin le plus pur, peuvent transmettre le mal. De plus, la nécessité du flambage complet de la lancette n'était pas appréciée à cette époque comme il le fallait.

La conclusion s'imposait : la suppression de la vaccination de bras à bras et son remplacement par le vaccin de génisse qui donne, l'expérience l'a démontré, les mêmes garanties sans faire courir les mêmes risques. Dans les premiers temps de cette substitution, le nombre des échecs fut en proportion assez considérable pour faire rejeter la vaccine animale (Paris, 1870). Mais les perfectionnements apportés dans la récolte du vaccin et la technique opératoire, ont complètement modifié les résultats. De plus la diffusion des Instituts du vaccin animal, soit municipaux, soit privés, enlève tout prétexte à l'ancien mode d'inoculation.

L'habitude a été également prise de changer de lancette ou plutôt de plume pour chaque vaccin. Si non, on flambe au rouge blanc l'instrument employé.

2º Transmission par le doigt du médecin. — Le

doigt médical peut transporter le virus d'un malade sur un sujet sain. La chose est possible ; un moment de distraction suffit pour cela — mais je ne crois pas qu'elle ait fait le sujet d'observations tout à fait péremptoires. Le médecin doit se laver les mains avant et après chaque examen. Et s'il ne le fait pas, il risque de se le faire rappeler par son client, ce qui est vexant.

Par contre, le doigt investigateur porteur d'une lésion, peut être un agent contaminant redoutable. L'histoire a conservé le souvenir de l'épidémie de Sainte-Euphémie (1727) où une sage-femme, porteur d'une lésion du doigt, inocula 50 accouchées. Plus récemment, à Brive (1874), dans des conditions analogues qui se terminèrent par une condamnation, une sage-femme infecta une centaine de personnes.

La plus élémentaire sagesse conseille l'abstention au praticien porteur d'une lésion suspecte sur les mains. En cas de doute, les lavages, les cautérisations et surtout l'emploi du doigt de caoutchouc s'imposent pour ceux qui veulent continuer à exercer leur profession.

3° *Transmission par des instruments de chirurgie.* — On a autrefois signalé quelques cas de transmission par le bistouri, l'aiguille à injections, la lancette pour saignée, les amygdalotomes, le cathéter pour trompe d'Eustache (un cas célèbre de 70 contaminations au siècle passé), l'abaisse-langue, le thermomètre médical, le percement du lobule de l'oreille, etc. Il est impossible de prévoir tous ces cas, dont on trouvera l'énumération complète dans l'ouvrage du Dr Guiard (*Syphilis et blennorrhagie*, 1915). Il y a partout des individus sales ou distraits, c'est évident, même parmi les médecins. Que ceux-là songent aux effroyables conséquences que peuvent avoir, pour les autres et pour eux-mêmes une négligence ou un oubli !

Il est particulièrement important de faire pénétrer ces idées dans l'esprit des *élèves dentistes* en raison des interventions répétées et des contacts intimes qu'ont leurs instruments ou leurs doigts avec les muqueuses buccales. D'où le danger, dénoncé par la Société de Prophylaxie en janvier 1912, des soins dentaires donnés par des non-médecins.

Tel fut l'avis du Dr Pont, l'éminent directeur de notre école dentaire lyonnaise, qui, depuis bien longtemps, me demande de faire chaque année, devant ses élèves, un cours spécial sur les manifestations syphilitiques de la bouche, et sur les précautions à prendre, aussi bien pour eux-mêmes que pour les autres. Excellente mesure, qui doit probablement exister aujourd'hui dans toutes les écoles dentaires.

Une note pour le *crayon de nitrate d'argent*, très employé des anciens syphiligraphes, et qui fut quelquefois le porteur de germes nocifs, comme le démontrent quelques observations du professeur Fournier.

Le remède est simple : il faut supprimer le crayon, et le remplacer par un attouchement avec la solution aqueuse de nitrate d'argent un peu concentrée, ou mieux encore de nitrate acide de mercure.

Même remarque pour l'abaisse-langue métallique, qui doit être remplacé par l'abaisse-langue en bois, individuel.

Dans la même classe, je rappellerai les contagions consécutives à quelques pratiques para-médicales, telles que la circoncision chez les Israélites, le tatouage, le façonnement du bout des seins par la succion. Certaines matrones, tireuses de seins, ont été l'origine de graves épidémies à Nérac en 1752, à Condé en 1827, à Tourcoing, en 1881, etc.

4° *Transmission par l'instrument de travail ou d'amusement.* — Dans cette catégorie rentre la *syphilis des verriers.* Rollet a démontré dès 1878, combien la canne chargée de verre en fusion passant rapidement de bouche en bouche, peut transmettre facilement la maladie. Telle fut la cause des épidémies de 1862 à Rive de Gier, de 1867 à Montluçon et quelques autres.

Sur l'initiative de Rollet et de Diday, on décida les visites médicales régulières et périodiques dans toutes les usines verrières. On proposa également l'emploi de l'embout individuel du Dr Chassagny, que l'on adapte au bout de la canne. Mais comme le travail en est retardé, il ne fut pas toujours accepté. En sorte que, malgré l'extension prise par le soufflage mécanique, on note encore de temps à autre quelques cas de contagion.

Le *rasoir* est également transmetteur facile de syphilis. Il y a quelques années, j'ai reçu une note, transmise d'ailleurs à tous les spécialistes, où l'on demandait sur ce point notre avis prophylactique. Je conseillais l'ébullition à 120° avec passage préalable à l'alcool pour tous les instruments tranchants, le nettoyage et même le flambage rapide étant insuffisants. Je profitais de l'occasion pour demander la suppression de la fameuse pierre adoucissante, magnésie ou autre, et l'obligation pour tous les coiffeurs d'avoir chez eux de la teinture d'iode pour les coupures, et du coton hydrophile en cas de petit saignement. Bien faire comprendre aux coiffeurs que la compression avec du coton hydrophyle aseptique arrête le sang beaucoup mieux que le bloc de magnésie, le perchlorure ou autres drogues qu'ils vous proposent toujours en pareil cas.

Rappelons sans insister que l'*arsenal du fumeur*, les services de table, le goulot des bouteilles, les embouchures d'instruments à vent, les pièces de monnaie passées dans la bouche, etc., peuvent également être des causes de transmission. Les pouvoirs publics s'occupent des unes; c'est affaire à chacun de songer que les autres sont possibles, et de faire du respect de ses muqueuses le meilleur principe de préservation.

Le baiser. — D'aucuns ont consacré un paragraphe à la communication de la syphilis par les plus chastes des embrassements. Baisers maternels, baisers familiaux, baisers d'amitié, baisers indifférents... vous fûtes quelquefois coupables ! Tout cela est vrai, mais combien rare !

Et puis, en cette affaire, qui dira où finit l'indifférence, où commence l'amour ?

CHAPITRE VI

PROPHYLAXIE INDIVIDUELLE

Tourmenté par les « poignants aiguillons de sensualité » et décidé aux pires solutions, voire même au mariage, Panurge s'adressa à Rondibilis, médecin, et lui demanda conseil :

« Je trouve en notre Faculté de Médecine, dit Rondibilis, que la concupiscence charnelle est refreinée par cinq moyens :

Premièrement, par le vin, j'entends par le vin pris intempéramment ; car par l'intempérance du vin advient au corps humain refroidissement du sang, résolution des nerfs, dissipation de semence générative, hébétation des sens, perversion des mouvements, qui sont toutes impertinences à l'acte de génération...

Secondement, par certaines drogues et plantes, lesquelles rendent l'homme refroidi, maleficié, et impotent à génération, telles nymphæ, saules, chenevi, tamaris, mandragore, peau d'hippopotame...

Tiercement par labeur assidu ; ainsi est dicte Diane chaste, laquelle continuellement travaille à la chasse. Ainsi escript Hippocrate de quelques peuples de Scythie, lesquels étaient impotents à l'esbattement vénérien, parce que continuellement ils estaient à cheval et au travail. Diogène, pareillement, disait paillardise estre l'occupation des gens non autrement occupés...

Quatrement, par fervente estude. Car en icelle est faicte incredible résolution des esprits, tellement qu'il n'en reste de quoi porter aux lieux destinés ceste résudation générative, et enfler le corps caverneux, duquel office est hors la projecter pour la propagation d'humaine nature.. Ainsi est vierge dicte Pallas, déesse de sapience, lectrice des gens vertueux. Ainsi sont les Muses vierges, ainsi demeurent les Charites en pudicité éternelle...

Quintement, par l'acte vénérien...

Je vous attendais là, dit Panurge, et le prends pour moi ; use des précédents qui voudra. »

Ce Panurge était un bien grand mécréant, d'autant moins excusable que Rondibilis venait de lui donner d'excellents conseils, basés sur l'expérience autant que sur l'autorité des textes. Je ne répéterai pas ces conseils ; d'abord parce que je les ai longuement répandus au cours des chapitres précédents ; ensuite parce que je m'exposerai trop souvent à la réponse de Panurge. Mais il m'a semblé nécessaire de préfacer de ces quelques lignes morales ce chapitre de prophylaxie individuelle, que certains esprits mal faits pourraient considérer comme un encouragement à la débauche.

Je ne veux pas m'arrêter à cet argument, dicté par l'esprit confessionnel, une pudeur déplacée ou simplement la tradition. J'ai assez dit, dans le premier chapitre, qu'en cette affaire l'ignorance était le pire des dangers. Après l'initiation à la physiologie sexuelle, après l'étude sérieuse des maladies vénériennes et de leurs dangers, la lecture de ce chapitre de prophylaxie individuelle s'impose. Que les pères de famille soucieux de préserver leurs enfants choisissent eux-mêmes l'heure de cette divulgation. Mais qu'ils ne tardent pas trop, et ne s'obstinent pas à traiter en enfants ceux qui sont déjà de petits hommes. Car, en cette espèce plus encore qu'en toute autre, la seule prophylaxie efficace est celle que l'on appliquera soi-même. Elle comprend d'ailleurs un mélange de notions pratiques et d'aperçus psychologiques, dont le voisinage pourra surprendre un esprit superficiel, mais dont la connaissance paraîtra juste et nécessaire à ceux qui, en leurs années de jeunesse, se sont adonnés à l'ingrate étude de l'éternel féminin.

Depuis longtemps, je me suis astreint, par mes conversations avec les victimes, à savoir comment et pourquoi elles avaient contracté leurs maladies. Cette conversation n'est pas pure curiosité. Dans la clientèle de cabinet, elle est presque nécessaire; d'abord parce que, le malade se refusant presque toujours à admettre d'emblée la maladie vénérienne, il faut remonter à la source — ensuite parce que cet échange de vues crée rapidement, entre votre malade et vous, l'atmosphère de confiance, sans laquelle notre rôle de conseiller est impossible.

De ces conversations, j'ai conclu que l'on prenait les maladies vénériennes : 1º par ignorance de ces maladies; 2º par ignorance des précautions à prendre; 3º par excès de confiance (causes morales).

§ 1. IGNORANCE DES MALADIES VÉNÉRIENNES

Je devrais dire plus exactement que l'on ignore leur gravité réelle. Il est fort rare actuellement, de trouver un sujet qui n'ait aucune notion de l'existence des maladies vénériennes. Le plus souvent, et cela se voit surtout dans les consultations hospitalières ou à l'armée, le malade avait quelques idées peu précises, puisées dans la lecture des affiches d'urinoir ou les quatrièmes pages des journaux. Mais comme on lui apprenait, du même coup que ces maladies pouvaient être guéries avec une rapidité merveilleuse, il ne s'en était pas autrement ému.

J'ai dit, par ailleurs, combien il importe de préciser ces connaissances, dans tous les milieux, et par tous les moyens.

1º *La blennorrhagie*. — Que ceux qui ont mission de distribuer cet enseignement disent bien à leurs jeunes auditeurs le danger réel de la plus bénigne des maladies vénériennes, *la blennorrhagie*.

Ils auront d'autant mieux le droit d'insister que cette affection sale, douloureuse, longue, susceptible de multiples complications, jouit d'une assez bonne réputation. Un rhétoricien porteur d'un écoulement ne laisse pas de se targuer de cette évidente preuve d'une précoce virilité. Elle fait partie, non pas de l'aléa, mais du train ordinaire de la vie de l'étudiant — et, j'ai quelque regret à le dire, plus encore de l'étudiant en médecine que de tout autre.

Les désagréments immédiats, le porteur s'en aperçoit de suite, non seulement par la douleur inhérente à l'affection, mais encore par les complications qui sont presque aussi fréquentes que la maladie. Il faut dire à ces jeunes insouciants que les cystites, les prostatites, les orchites, dont ils souffrent maintenant, peuvent avoir leurs répercussions sur la vie toute entière sous forme d'infections urinaires, aiguës ou chroniques, et de stérilité.

Qu'ils sachent que la blennorrhagie la plus courte peut laisser dans l'urèthre une cicatrice qui fera plus tard un rétrécissement — que ce rétrécissement exigera une ou plusieurs opérations, ou bien des sondages pendant des années, exposant à toutes les complications des rétentions aiguës ou des infections vésicales. Prolongée, elle constitue la plus obsédante des affections connues sous le nom de *goutte militaire*. Et ce qu'il faudrait surtout crier partout, à tue-tête, c'est que cette goutte insignifiante, transmise à *la femme*, crée chez elle les métrites, salpingites, péritonites, qui en font une infirme pour la vie entière, et une habituée des cliniques chirurgicales. Les blennorrhagies non guéries, et transmises à la jeune femme, expliquent plus de fausses couches et de stérilités que toutes les syphilis. Après vingt ans de pratique, je suis arrivé, en matière de mariage des syphilitiques, à un optimisme relatif. Avec les traitements actuels et un peu de prudence, un homme *ne doit pas* syphiliser sa femme, même s'il est en période secondaire. Mais il ne manque jamais de lui donner la blennorrhagie, s'il lui reste le plus petit gonocoque. Et voilà un ménage fini, impotent, inutile, mûr pour toutes les querelles et tous les divorces.

B. *Le chancre mou.* — Cette affection n'est en elle-même qu'une ulcération pénible, d'une durée d'un mois environ. Mais insistez sur la fréquence du bubon suppuré, très douloureux, exigeant une incision, et qui laisse toute la vie une cicatrice indélébile. Insistez surtout sur le phagédénisme, sur ce terrible chancre rongeur qui, après avoir dévoré sur son passage l'appareil génital, peut déborder sur le ventre et ne s'arrêter que quand il lui plaît.

C. *La syphilis.* — Je n'aurais rien à vous apprendre à ce point de vue, le tableau en a été fait trop souvent. Attachez-vous surtout à détruire les idées fausses, à bien mettre au point la gravité de chaque période : contagiosité d'abord, puis caractère destructif des lésions, enfin tendance à se fixer sur les organes les plus nécessaires à la vie, sur les vaisseaux, sur le système nerveux. Insistez sur les lésions qui frappent : les nez rongés, les palais perforés, les ulcérations des jambes, les gommes étendues à toute une région, les ostéites... Quelques projections seront du meilleur effet. Et faites de l'ataxique ou du paralytique général le plus sinistre tableau.

Terminez enfin par la description, tristement authentique, du syphilitique héréditaire mort-né ou chose plus grave à mon avis, du paralytique ou de l'hydrocéphale dégénéré, reproche vivant que le père aura toute sa vie sous les yeux.

§ 2. LES PRÉCAUTIONS A PRENDRE

Suivant l'ordre chronologique des événements, je dois parler des précautions à prendre avant, pendant et après.

1° *Avant le rapport sexuel.* — Les précautions à prendre concernent votre compagne et vous-même.

a) *Pour la femme.* — Mettons-nous dans le cas le plus habituel, celui d'une compagne de rencontre que le hasard d'un instant de désœuvrement ou la chaleur communicative d'une fin de banquet vous incite à suivre chez elle. Je pense que, en pareil cas, vous n'hésiterez pas à pratiquer préalablement un examen discret.

La chose n'est pas facile, je vous en préviens, et cet examen est bien relatif. Cependant, sans être bien expérimenté, vous pouvez contrôler l'état de propreté du linge... et de l'épiderme. Il est possible de discerner des taches, jaunes ou vertes, ou des traces de pertes menstruelles ; mauvais présage, car les femmes sont toujours plus facilement contagieuses au voisinage des époques. N'oubliez pas cette recommandation. L'observation en avait déjà été faite par Moïse, qui dans l'ordre chronologique, fut le premier des hygiénistes. « La femme qui souffre ce qui, dans l'ordre de la nature, arrive chaque mois, sera séparée de son époux » (Lévitique, chap. xv). Inutile de dire que, par lui-même le sang des règles n'est pas contagieux. Mais la croyance populaire, à cet égard, est d'une interprétation facile : lorsqu'une femme a souffert d'une métrite blennorrhagique, elle conserve pendant des mois, peut-être même des années, des suintements quelquefois gonococciens. Sous l'influence de la congestion menstruelle, qui constitue un véritable balayage de la muqueuse utérine, ces pertes augmentent et peuvent persister, comme nous le disent très souvent nos malades, deux ou trois jours après les époques. Puis tout se calme spontanément. Celui qui passera pendant cette débâcle contagieuse sera inoculé. Ce dont il sera d'autant plus surpris si des rapports antérieurs avec la même personne paraissaient en avoir démontré l'inocuité. Dans les cas semblables, le sujet atteint se laisse aller à son humeur chagrine et accuse nettement l'objet aimé de l'avoir récemment trompé. La chose est possible, mais votre devoir, à vous, médecin, est de vous informer si le rapport contaminant n'a pas eu lieu pendant ou de suite après les époques. Et vous le retrouverez très souvent. Rassurez alors le sujet sur l'origine, au moins récente, de la contamination, et tâchez de décider les deux malades à se traiter de compagnie, idéal à peu près impossible à atteindre, comme je l'ai constaté trop souvent.

Donc, si vous faites dans ce sens la moindre constatation, allez-vous en, au besoin en payant le déplacement, et sans vous laisser intimider par les menaces.

Agissez de même avec une personne qui ne veut pas se déshabiller. Elle doit avoir pour cela de bonnes raisons, quelque éruption suspecte ou une gale encore active, ou une peau anormalement sale. Il se peut qu'elle soit simplement pressée de vous trouver un successeur — et qu'elle tienne à précipiter la « passe ». Mais tout cela manque d'intérêt. Allez-vous en.

Si la rencontre se précise, profitez-en pour examiner les lèvres, le cou, la peau, les plis génitaux. Méfiez-vous des gerçures, des pigmentations brunes du cou, des boutons sur le corps, des cheveux qui

tombent, des voix enrouées. D'une main habile palpez les aines ou le menton à la recherche des ganglions. Sur la région fessière, un doigt machiavélique peut discerner les duretés des piqûres intra-musculaires récentes. Un œil expert peut même discerner la trace punctiforme laissée au pli du coude par une injection intra-veineuse... Tout cela est assez délicat, nécessitant de votre part une certaine expérience, et de la part du sujet une dose de complaisance que l'on ne rencontre pas souvent.

Dans tous les cas semblables, vous pouvez toujours exiger une injection, ou au moins un lavage des parties génitales, de préférence avec un liquide antiseptique. C'est là une très bonne précaution. Toute hétaïre qui se respecte la pratique spontanément. Son oubli est le signe d'une femme qui se néglige. Insistez pour son exécution. Ce faisant, vous risquez les pires injures, je vous en préviens, car la femme française ne veut être effleurée d'aucune suspicion. Les plus leucorrhéiques sont celles qui crieront le plus fort. Et si vous leur montrez des taches suspectes, elles vous diront que l'abus des injections en est cause !

J'ai reçu les aveux de nombreux malades, qui, ayant fait pareilles constatations, eurent bien envie de ne pas aller plus avant. Je ne sais si je dois qualifier d'amour-propre le sentiment qui les retint ; mais je sais qu'ils eurent quelquefois leur vie toute entière pour regretter de ne pas avoir cédé à ce mouvement d'élémentaire prudence. Je le répète, au moindre doute, allez-vous en.

b) *Pour l'homme.* — Je ne saurais trop dire que la seule assurance sérieuse se trouve dans l'emploi du préservatif en caoutchouc, couramment désigné sous le nom de *capote anglaise*. Depuis bien des années, je me fais l'avocat — désintéressé, j'ose le dire — de cette baudruche, et j'ai l'amertume de ne pas la voir estimée à sa juste valeur. Même en ces temps de prophylaxie à outrance, la pommade au calomel — moins sûre, ô combien — lui fait une triomphale concurrence.

Cette baudruche eut pourtant son heure de gloire, au XVIIIe siècle. Son parrain semble avoir été l'anglais Daniel Turner qui la désigna le premier sous le nom de « condum ». D'où quantité d'auteurs, parmi lesquels je dois me ranger, crurent à l'existence d'un Dr Condom, inventeur du procédé. Or il semble, d'après les recherches du D^r Le Pileur, que ce mot soit simplement l'accusatif de *condus* dérivé lui-même de *condere* cacher. On peut juger, d'après la place que lui fait Casanova dans ses Mémoires, de son importance à cette époque. Puis vint la célèbre boutade de Mme de Staël « cuirasse contre le plaisir... », l'anathème du pape Léon XII en 1826, les condamnations proférées par Ricord, par Langlebert, par Jeannel au nom de la fragilité de la baudruche ou de la pure morale...

Je trouve quelque consolation dans les saines

appréciations de notre bon vieux maître Diday, qui la recommandait fort. J'ai même un peu collaboré en 1904, à la thèse dithyrambique que le Dr Bonnet écrivit à Lyon en l'honneur de la capote. Il fut démontré de façon péremptoire que les capotes résistaient à des insufflations capables de les allonger de 40 centimètres — et que, soumises à l'eau, à l'acide sulfurique, aux chocs répétés, elles ne perdaient rien de leurs qualités premières. Et c'est pourquoi, au Congrès du Val de Grâce de 1916, je plaidai énergiquement la cause de la capote, demandant la vulgarisation officielle de son emploi dans l'armée — comme chez les Allemands. Malgré de flatteuses approbations, je ne pus obtenir qu'elle fît partie intégrante du paquetage du poilu, comme je l'aurais voulu.

Mes amis, si vous avez le moindre doute, prenez une capote anglaise. Elle émousse les sensations, a-t-on dit. Mais le doute rongeur l'émousse encore bien davantage. Vous vous éviterez ainsi un mois d'inspection inquiète. Contre la blennorrhagie, cette précaution est à peu près absolue. Contre la syphilis, c'est du 90 0/0. La proportion en vaut la peine. Et ne vous laissez jamais détourner par les railleries de votre compagne, non plus que par ses protestations !

Si cependant votre tempérament, resté chevaleresque, s'oppose à ce procédé, ou si, plus simplement, vous n'avez pas l'objet sous la main, songez au moins que l'essentiel, en matière de syphilis, est d'éviter les écorchures. Une éraillure est nécessaire pour permettre l'entrée du spirochœte. Vous les éviterez pour le mieux en graissant sans ménagement les muqueuses en présence, ou tout au moins l'organe masculin. N'importe quel *corps gras* fera l'affaire : vaseline, lanoline, pommade au calomel, tout aussi bien qu'une quelconque crème de beauté. Cette précaution est loin d'être absolue, c'est entendu, mais elle peut, à elle seule, empêcher les plus graves inoculations.

2° *Pendant*. — La morale et la délicatesse du sujet m'invitent à être bref. J'avais coutume, dans mes conférences aux futurs poilus des jeunes classes, de résumer ma pensée en une phrase lapidaire :

« Faites vite, et ne vous inquiétez pas de faire bien. »

Faites vite, disais-je, paraphrasant les vieux textes latins : *Non morari in coïtu... Non bis in idem...* Il est de toute évidence que chaque minute passée « *in vase debito* » est une chance de plus de contagion. N'est pas fatalement voué à la syphilis quiconque a un rapport avec une secondaire. Il arrive à tout instant, chez les spécialistes, que, de deux jeunes gens ayant vu la même femme, le même jour, l'un est contaminé, l'autre reste indemne. Et le premier accuse sa guigne ! Loin de moi la pensée de vouloir nier l'importance du Hasard, seul dieu incontestable de ce monde. Mais cette puissance impondérable est constituée par une série de tout petits éléments particuliers. En espèce, la vitesse est un de ces éléments. Glissez, mortels... Car la durée, comme l'insistance, sont génératrices de fissures, éraillures, écorchures... et d'autres maléfices, idoines à ouvrir des portes d'entrée au pallide spirochœte.

Ne cherchez pas à faire bien...; conseil bien difficile à suivre pour un gaulois, jeune ou vieux, surtout quand il est incité à faire montre de sa virilité. Il est curieux de constater combien les prostituées les plus endurcies, en France du moins, mettent de conscience à faire croire à leur participation réelle à l'acte sexuel. Méfiez-vous, mes amis, de ce sentiment fort louable en soi, mais qui vise à votre porte-monnaie beaucoup plus qu'à la satisfaction de vos sens. Ne vous laissez pas entraîner par les onomatopées les plus imprévues et les attitudes les plus passionnelles. Ainsi en jugeait le sage roi Pausole, souverain de Tryphème, dont Pierre Louys a écrit la très véridique histoire : « Je veux, disait-il, que les courtisanes atteignent à des raffinements d'une délicatesse admirable, et qu'au moment suprême où on en ressent l'effet, on soit parfois aussi tenté de les applaudir que de les embrasser ; mais ce sont des ouvrières, puisque leur tâche est mécanique... » N'oubliez pas cela. Ne vous laissez pas entraîner à des manifestations aussi déplacées qu'inutiles. Accomplissez correctement les diverses formalités de ce rite, auquel vous avez sacrifié, sans trop savoir pourquoi, la plupart du temps. Mais écourtez la cérémonie, et réduisez-la aux gestes et au temps strictement nécessaires. La plus élémentaire prudence vous l'ordonne.

3° *Après le rapport sexuel*. — L'heure est venue des décisions rapides. Dans les cinq minutes qui suivent le rapport se décident peut-être pour vous la santé, la maladie, l'infirmité, quelquefois la mort. Recueilli sur une imperceptible lésion, le spirochœte erre sur votre muqueuse, à la recherche d'une porte d'entrée, ou bien le gonocoque prend ses ébats sur votre méat. Que faire ?

Immédiatement, sans perdre un instant, vous vous arrachez aux bras de votre compagne de rencontre, et vous volez vers le lavabo, après avoir uriné. Sous un flot de mousse savonneuse, vous frictionnez abondamment, fortement, toutes les parties qui ont éprouvé le contact. Et puis vous rincez et resavonnez une fois encore. Ne craignez pas de prolonger cette opération, de la renouveler, de la faire aussi minutieuse que possible. Puis inspectez les muqueuses, ondoyez de permanganate de potasse, s'il y en a, d'eau de Cologne, séchez avec votre mouchoir, car le linge de la dame est souvent suspect — habillez-vous, payez et partez.

Voilà pour les soins immédiats, je veux dire tels qu'on peut les exécuter de suite dans la généralité des cas. J'ai constaté avec regret que les Américains ne leur avaient pas fait, dans leurs prescriptions prophylactiques, la place qu'ils méritaient. On a trop négligé ce savonnage immédiat au profit des procédés scientifiques, dont je vais parler, qui présentent le gros désavantage de ne pouvoir, la plupart du temps, être utilisés que dans des délais assez éloignés. Inutile de dire que si l'on a de suite sous la main, pommade au calomel et protargol, rien n'est supérieur à leur emploi, sitôt le savonnage fait. Mais ce n'est pas encore le cas le plus habituel, bien que, sous divers noms, on ait commercialisé de délicieux petits nécessaires bleu azur, contenant savon, pommade au calomel, protargol et vaseline, faciles à transporter et à utiliser même en voyage. Je leur souhaite le meilleur succès, bien que j'aie le regret de ne pas y trouver de capote anglaise.

En attendant, savonnez-vous. Ce savonnage immédiat, vigoureux, prolongé suffit à lui seul pour empêcher la moitié des blennorrhagies et la presque totalité des syphilis. Souvenez-vous en.

Mais souvenez-vous aussi que vous pouvez faire mieux et qu'il n'est pas excessif, en pareille matière, d'accumuler les précautions. Sans perdre de temps, allez chez le pharmacien voisin qui vous délivrera, peut être sans ordonnance (Vœu de l'Académie de Médecine, mars 1919) la pommade au calomel au tiers, et du protargol à 2 %. Et allez chez vous. La pommade au calomel a acquis dès sa naissance, une célébrité un peu tapageuse, que lui valurent ses deux parrains, le professeur Metchnikof et le ministre

Chéron. Pleins d'une égale conviction, ils plaidèrent sa cause, dans des communications à l'Académie et dans des circulaires, avec une ardeur que ne justifiaient pas toujours les contre-expériences de Neisser et les mécomptes publiés par Gaucher, Butte, Guillon. J'ai, moi aussi, à cette époque (*Lyon Médical*, 1908), critiqué le ton trop absolu des uns et des autres, susceptibles d'engendrer de fausses espérances aboutissant à la contamination. Depuis la guerre, il est de nouveau question de pommade au calomel. Les Américains en ont rendu l'usage obligatoire, avec sanctions à l'appui, dans leurs « Prophylactic stations ». Et nous les avons suivis, sans grand succès, il faut le dire, car chez nous... il n'y a pas de sanctions, et nos Abris furent peu achalandés.

Malgré ces réserves, et considérant qu'un excès de précaution ne saurait être nuisible, je conseille, le plus tôt possible après le rapport, une friction douce et un peu prolongée de 3 à 5 minutes, sur le revêtement génital avec une pommade au calomel au tiers, qui pourra rester en place pendant quelques minutes ou quelques heures suivant la réaction de l'épiderme. Le délai de 18 heures accordé par Metchnikoff à ses singes me paraît excessif pour l'homme. Faites cette onction au plus tôt.

J'en dirai autant des injections préventives. Après la miction et le savonnage, quelques injections antiseptiques sont du meilleur effet, surtout si elles les suivent de près. Ceux qui ont autrefois fréquenté les universités allemandes se rappellent que les étudiants utilisaient couramment les compte-gouttes de Haussmann, les « Samariter » de Blokusewski, tous deux au nitrate d'argent à 1 p. 50, ou les ampoules de Franck au protargol à 20 %. Les premiers sont douloureux et leur effet persiste assez longtemps. Quoique moins désagréable, le protargol à 20 % engendre une réaction purulente assez forte, que l'on ne peut répéter trop souvent.

Pour ma part, je conseille toutes les fois que cela est possible, de faire après le rapport une série d'injections, soit avec du protargol ou de l'argyrol à 5 %, soit avec du permanganate de potasse à 0,50 p. 1.000, plus facile à trouver en France. On peut utiliser une seringue ordinaire en verre ou en caoutchouc durci avec un embout Janet. Il faut d'abord inonder le méat et la fosse naviculaire, après avoir uriné, puis faire un lavage des premiers centimètres de l'urèthre en laissant revenir de suite le liquide, enfin introduire dans l'urèthre antérieur 8 à 10 cm³ de solution que l'on conserve sous pression en fermant hermétiquement le méat. Ce liquide est ensuite rejeté à petits coups. Cette dernière manœuvre peut être renouvelée trois ou quatre fois, sauf réaction de la muqueuse. On pourra recommencer une ou deux fois dans les douze heures avec une solution plus diluée. Mais ne prolongez jamais trop longtemps, pour ne pas créer, au quatrième jour, une inflammation aussi inquiétante qu'artificielle du méat.

Dernier conseil. — Vous étant ainsi mis en règle avec la science et avec la destinée, attendez sans préoccupations excessives les échéances fatidiques du quatrième jour et du trentième jour. Que si, dans ces délais survient quelque incident, suintement ou érosion suspecte, gardez-vous bien de vous injecter ou de cautériser à tour de bras, toutes opérations qui rendraient un diagnostic singulièrement difficile. Allez de suite trouver un médecin, de préférence spécialisé, car ces diagnostics de début ne sont pas toujours commodes. Et soumettez-vous sans hésiter, si la réponse est positive, au traitement intensif, qui à ces périodes précoces, peut simplifier le cours de la maladie, dans ses manifestations autant que dans sa durée.

§ 3. LES CAUSES MORALES : LA CONFIANCE ET L'AMOUR

Je vais au cours de ces dernières pages empiéter sur le domaine de la psychologie. Je m'excuse de cette incursion sur ce terrain, mais elle est devenue nécessaire. Au point où j'en suis arrivé, il n'est plus possible d'éviter la question qui me fut souvent posée au cours de mes causeries prophylactiques, et qui peut s'énoncer ainsi :

Puisque les moyens de préservation sont aussi simples, comment se fait-il que la transmission des maladies vénériennes soit aussi habituelle ? Comment se fait-il surtout que la contamination s'observe aussi fréquemment chez des gens instruits, avertis, ayant vécu, et n'ignorant rien des dangers des rapports sexuels, pas plus que des précautions à prendre.

A la question ainsi posée, je répondrai :

Vous avez tout à fait raison. On rencontre de temps en temps, rarement dans les cabinets médicaux, plus souvent à l'hopital, des malades totalement ignorants de l'existence du péril vénérien. Mais ceux-là sont une infime minorité. Plus nombreux déjà sont ceux qui ne sé font pas une idée exacte du danger encouru et de l'hygiène sexuelle. Mais je crois ne pas m'aventurer trop en assurant que, en majorité, les sujets sont très suffisamment renseignés, et que, s'ils n'ont pas pris les précautions les plus élémentaires, *c'est parce qu'ils n'ont pas voulu les prendre.*

Pourquoi ?

Parce que dans leur cas particulier, ils jugeaient que ces précautions étaient parfaitement *inutiles* et même déplacées.

Pourquoi ?

Parce qu'ils étaient *sûrs* que la personne honorée de leur confiance ne pouvait être contaminante, soit que sa situation dût la mettre à l'abri, soit qu'elle fût au dessus de tout soupçon. D'ailleurs, si j'avais quelques doutes à cet égard, leur réponse me fixerait, quand je leur annonce la probabilité d'un chancre :

« Docteur, ce n'est pas possible, je n'ai vu qu'une femme, dont je suis absolument sûr. »

D'autres ne disent rien, mais une surprise mêlée d'affolement se peint sur leurs traits, et ils s'apprêtent à nier désespérément. Ceux-là sont des victimes de la femme aimée, leur cas est plus grave.

Femmes sûres et femmes aimées... confiance et amour, voilà deux études qui s'imposent, avant de clore cet ouvrage. — Car il ne suffit pas de mettre entre les mains les armes nécessaires ni même d'enseigner leur maniement. Il faut encore *vouloir* les employer — et ne pas les dédaigner sous les plus futiles prétextes. J'ai si souvent entendu, à l'encontre de mes diagnostics, invoquer la femme sûre ou défendre la femme aimée, que je ne puis m'empêcher de leur consacrer ces dernières lignes. Que les unes et les autres me pardonnent !

A. LA CONFIANCE ET LA FEMMME SÛRE

Comme le vice, la confiance a ses degrés. Allant des plus imprévus aux plus excusables, je veux en rappeler les plus fréquentes modalités :

1° *La prostituée officielle*. — Il faut reconnaître que quelques bonnes gens élargissent d'une façon vraiment trop complaisante la définition de la « femme sûre ». C'est ainsi que certains rangent dans cette catégorie la femme de maison publique ou la prostituée porteuse d'une carte sanitaire récemment timbrée ! Les médecins des services sanitaires ont le droit d'être flattés d'une pareille marque de confiance, mais il ne faut pas demander l'impossible. J'ai dit à propos de ces catégories de femmes, (v. p. 157), ce que je pensais de ces institutions, qui, au moins dans leurs formes anciennes, représentent simplement un danger de plus, comparable à une corde pourrie ou une barrière fêlée. Je n'yreviendrai pas.

2° *La demi mondaine*. — A un degré plus relevé de la hiérarchie, dans ce même monde, se trouvent celles qui, tout en restant honnêtement vénales, n'ont plus besoin de s'offrir publiquement et sans choix. Elles se divisent en deux classes.

Les unes ont fait, dès leurs débuts, l'heureuse rencontre d'un monsieur riche et mûr, ou du fils de famille enthousiaste, qui leur a offert le petit appartement avec salon oriental, ou simplement les trois pièces indispensables. Cette situation privilégiée leur permet de choisir avec plus de discernement leurs premières relations, sans pouvoir complètement s'abstraire de quelques passades, où elle sont librement et gratuitement laissé parler leur petit cœur. La contamination en est quelquefois retardée, jamais pour bien longtemps. Je ne connais rien de plus dangereux, pour nos enfants, que cette classe d'hétaïres, jeunes, désirables de corps, souvent franchement amusantes, auprès desquelles la sécurité paraît d'autant plus certaine que leur parure, comme leur extérieur, est d'une exquise propreté. Notez que, la vanité des petits jeunes gens aidant, elles ont une cour suffisante pour faire elles-mêmes leur choix ; et rien n'arrêtera un jeune excité qui entrevoit la voluptueuse possibilité de tromper un petit camarade avec sa maîtresse, pour peu que celle-ci ait eu l'idée de résister quelque temps à ses premières avances. De ces petites enfants, j'en ai connu qui ont distribué les véroles par douzaines, à ma seule connaissance, et qui ont pleuré dans mon cabinet des larmes si sincères à l'heure fatale de la révélation, que je ne pus m'empêcher de croire à la réalité de leur ignorance. Et c'est pourquoi, elles sont les plus dangereuses des « femmes sûres ».

Les autres ont lentement franchi les pénibles étapes de la prostitution. Sur les trottoirs où elles ont laissé leur jeunesse, elles ont recueilli les dures leçons de l'expérience, la blennorrhagie et la vérole. Comme il faut vivre, elles se sont traitées dans les hopitaux spéciaux, de gré ou de force, et elles n'ignorent rien des précautions à prendre, car il faut garder sa réputation. Avec un peu d'économie et d'intelligence, elles arrivent, elles aussi, sur la trentaine, à avoir leur petit appartement et à fréquenter les lieux convenablement mal famés, où elles rencontreront le protecteur sérieux, connaisseur ou désillusionné, qui leur assurera la matérielle... et le repos. Voilà ce que j'appellerai la femme de choix. Quels que soient les écarts que peuvent occasionner les sursauts de la quarantaine, elle ne distribuera jamais que quelques gonocoques errants, et encore est-elle assez avertie pour savoir parer aux incidents désagréables. Il paraîtrait même à entendre la misérable classe des vieux débauchés, que ces vénérables descendantes des aulétrides antiques présenteraient quantité d'autres agréments, qui ne feraient en rien regretter leur jeunesse sur le déclin. Car tous les délicats nous assurent que les femmes sur le retour sont les plus expertes en l'art d'aimer. — Ovide a longuement chanté les mille attitudes diverses grâce auxquelles elles savent varier les plaisirs de Vénus. — Mais il précise bien :

Hoec bona non prima tribuit natura juventa
Quae cito post septem lustra venire solent.

Sept lustres ! Cela fait bien près de quarante ans.

3° *L'ouvrière* — Dans cette catégorie je range la petite ouvrière, je veux dire la vraie ouvrière, celle qui vit à peu près dans sa famille et qui travaille. Elle a laissé, comme il convient, sa virginité avec un peu de son cœur et quelques illusions, dans ses premières rencontres avec un voisin, un camarade d'atelier ou un étudiant beau parleur. Elle en a conservé, à côté d'autres souvenirs, des pertes blanches quelquefois douloureuses ou de vilains petits boutons, dont elle n'a parlé à personne, par

ignorance ou par crainte. Et puis elle n'a pas beaucoup de temps pour sa toilette ; la cuvette est toute
petite, et la famille ne comprendrait pas les injections. Survient alors le consolateur, auquel, en toute
sincérité, elle impose le stage nécessaire avec les
promenades sentimentales à la sortie de l'atelier,
les billets échangés et les résistances suprêmes.
Comment ne pas avoir toute confiance ? Et comment
ne pas crier cette confiance, lorsqu'un beau jour, un
médecin consulté pour un bouton insignifiant, vous
annonce que cela ressemble diablement à un chancre
syphilitique !

Tout ceci, je l'avais déjà écrit avant la guerre dans
mon petit livre bleu sur la blennorrhagie. Que dirais-
je maintenant ? Qui aurait osé, dans nos usines de
guerre, faire la démarcation entre l'honnête petite
ouvrière et la vraie clandestine, qui souvent, travail-
laient également bien. Que va-t-il résulter de ce
mélange ? Quelles seront les conséquences de ce voisinage qui a duré pendant plusieurs années, avec la
liberté inhérente au manque de surveillance et la dis-
persion de la famille ? Les statistiques de Fournier
mettaient déjà la petite ouvrière, dans l'ordre des
contaminations, entre la fille de théâtre et la prostituée clandestine. Sa situation ne s'est certainement
pas améliorée. Très sincèrement j'engage les séducteurs de tous genres à s'abstenir de la petite ouvrière,
dont les qualités essentielles, jeunesse, inexpérience,
conviction et manque d'hygiène, sont autant de

causes prédisposantes à la contamination. Et puis il ne faut pas détourner ces enfants qui feront dans leur milieu, d'excellentes épouses et de bonnes mères de famille.

4° *Les « situations régulières »* sont encore une des bonnes raisons invoquée par les amants contaminés. « Cette femme est sûre » puisqu'elle mène une vie rangée, et qu'elle a une situation régulière, comptable, dactylo, demoiselle de grand magasin, téléphoniste, etc. Loin de moi la pensée de vouloir jeter le discrédit sur ces honorables corporations, mais une expérience déjà ancienne m'oblige à croire qu'elles renferment dans leur sein des éléments dangereux, et qu'elles ne sont pas plus à l'abri des maladies vénériennes que tout autre corps de métier. Je dirais même qu'elles sont tout particulièrement exposées par leur jeunesse, leur extérieur engageant, leur liberté relative, et le contact habituel avec leurs semblables de sexe différent. C'est dans ce milieu que se recrutent les compagnes des promenades du dimanche, les demi-collages qu'affectionnent les étudiants, les artistes, les employés de magasin ou de bureau. C'est une idylle, voilà tout, et bien souvent, la plus heureuse des idylles, qui comptera, à l'âge des souvenirs, parmi les heures claires de votre jeunesse. Trois fois malheureux celui qui, dans sa vingtième année, n'a pas rencontré, une ou plusieurs fois, la petite âme sœur, compagne des joyeuses sorties printanières ou des nuits tumultueuses qu'autorise cet âge !

Tout serait pour le mieux si le fâcheux microbe ne venait gâter tout ce bonheur, ce qui arrive assez souvent, croyez-moi. Car il évolue avec une grande aisance dans ce petit monde jeune, plein de désirs vite réalisés, et qui considère volontiers, avec la vieille chanson, que l'hygiène est, pour le plaisir, un bien gênant voisin !

Eh bien, même dans ce cas, ayez toujours du savon dans vos poches. Sachez allier son usage avec la discrétion nécessaire, mais n'oubliez pas tout à fait nos bons enseignements.

5° *La femme mariée*. — Il est entendu, depuis les mésaventures de César avec son collègue Clodius, que la femme légitime d'un honnête homme ne doit même pas être soupçonnée. Dans sa généralité, ce principe est vrai, car cette femme a toutes les raisons, dictées par l'âge, l'expérience, la prudence et la sagesse, de ne pas risquer dans une sotte aventure sa réputation, sa santé et la paix de son ménage. Cependant des constatations trop souvent répétées nous obligent, nous médecins, à admettre que la consécration légale ne tue pas le microbe, et que, là encore, l'absolue certitude n'existe pas.

Il arrive d'abord que le mari lui-même est coupable. Trop souvent, je viens de le dire, on autorise les mariages de jeunes gens pourvus de gouttes suspectes, qui engendrent des métrites d'autant plus durables qu'on en cache plus longtemps l'origine réelle. Même cause et mêmes effets lorsqu'un époux volage rapporte quelques gonocoques d'une excursion extra-conjugale. Vous pensez bien que, avec la complicité presque forcée du médecin, la victime sera la dernière à être informée de son état, qui sera successivement attribué à l'anémie ou à un excès de santé, au tempérament ou à l'arthritisme. Si, à son tour, elle cherche quelques consolations, expliquées par l'abstention forcée de son époux, elle n'aura aucune raison de conseiller la prudence à l'ami de son choix. Et quand vous révèlerez à celui-ci, quelques jours après, une authentique blennorrhagie, il se défendra comme un beau diable, assurant que la femme est sûre, que le mari n'a rien... etc.

Que de plaidoyers de ce genre ai-je entendu en ces dernières années ! La guerre a été une épreuve terrible pour les pauvres petites femmes abandonnées aux incitations de leur cœur ou de leurs sens, réveillées par les tentations plus nombreuses, la liberté plus grande, le nervosisme plus excusable. Dans la foule des Pénélopes, il se trouva certainement quelques Hélènes. Les constatations pathologiques des retours de permission nous en démontraient le nombre, hélas grandissant, et à des étiages sociaux que l'on s'était accoutumé, autrefois, à considérer comme intangibles. — Voilà des faits nouveaux, créés par la guerre, avec lesquels devront pendant longtemps compter ceux qu'un goût dépravé, la prudence ou simplement l'esprit économique, poussent à la recherche de la femme mariée !

B. — Amour et femme aimée

Feuilletant les innombrables notes que vingt ans d'observations m'ont permis de réunir en mes cartons déjà poudreux, j'avais tenté, comme je l'ai dit, de discerner, à l'aide des réponses qui me furent faites, les raisons qui amenaient dans mon cabinet médical des victimes pourtant bien renseignées.

Ces raisons, je les ai exposées dans le précédent chapitre : j'ai confiance en cette personne, m'a-t-on dit, parce qu'elle est propre, parce qu'elle travaille, parce qu'elle vit vertueusement dans sa famille...

On ne m'a jamais dit nettement :

Docteur, j'ai confiance en cette personne *parce que je l'aime.*

Et pourtant, cette réponse eût été la seule vraie, dans la plupart des cas.

Pourquoi n'admet-on pas *l'amour* comme souveraine excuse ? Pourquoi ce sentiment, si magnifié dans toutes les œuvres d'imagination, est-il si rarement avoué dans la vie réelle ? Pourquoi met-on à le cacher autant de soin qu'on le ferait pour une tare acquise ou un vice congénital ?

Orgueil du mâle qui ne veut pas reconnaître son

servage devant la faiblesse féminine ? Vanité de l'homme, qui ne veut pas admettre qu'il ait été trompé ?

Je ne sais, mais le rôle de l'amour me paraît assez certain, dans l'étiologie vénérienne, pour permettre, en cette fin de volume, une rapide étude de ses manifestations et de ses formes. Ce sera même, à mon sens, la meilleure des terminaisons pour ce chapitre de prophylaxie individuelle.

« Parmi les sortes de gens qui me déplaisent particulièrement, écrit quelque part Bussy-Rabutin, sont les peintres lesquels, n'ayant jamais pu inventer ni composer d'assez vives couleurs pour faire les yeux de l'Amour se sont mis en tête de nous le représenter comme aveugle ! »

Pour la même raison, probablement, les philosophes et les littérateurs se sont bien gardés de donner de l'amour une définition. Où du moins ne l'ai-je pas rencontrée.

Dans le nombre des modernes qui ont traité cette question, laissant de côté ceux qui ont trop quintessencié, aussi bien que ceux qui ont fait de l'Amour une profitable exploitation adaptée aux goûts du public, je retiens, pour rester dans les classiques, Michelet et Stendhal. Ce dernier, avec son sensualisme indéniable, sa sentimentalité à fleur de peau, et sa façon sportive d'entreprendre les conquêtes, n'a cependant jamais oublié dans ses ouvrages qu'il fut ingénieur et mathématicien. Ce que son livre sur l'Amour a perdu en élégance, il l'a gagné en précision. Et je ne saurais mieux faire que de ranger avec lui les cas observés sous quatre chefs, suivant que, dans cette étiologie toujours complexe, domine la *vanité*, le *goût*, la *sensualité* ou la *passion*, chacun de ces termes ayant une signification, qui demande, comme de juste, à être expliquée. Cette division me paraît la meilleure, malgré ses points faibles, que je ne célerai point. Je n'oserais assurer qu'elle soit originale. Mme de Tencin avait déjà adopté, pour son usage personnel, une certaine Cosmographie du cœur, dont la vanité, l'ambition, la raison et l'amour proprement dit, étaient les satellites essentiels. Ces conceptions se rapprochent, mais le parrainage d'une femme d'esprit et d'expérience ne saurait qu'ajouter à leur valeur.

1° ***L'Amour - vanité***. — S'il fallait dénombrer les mobiles qui poussent un homme à la possession d'une femme, je me demande si la vanité ne serait pas le plus habituel, au moins dans les débuts. Lors même qu'une simple curiosité a guidé les premiers pas, il suffit d'une situation sociale supérieure, d'un entourage de rivaux, d'une résistance bien calculée, pour transformer ce sentiment en désir violent, ayant toutes les apparences de la sincérité.

« Pour un bourgeois, disait la duchesse de

Chaulnes, une duchesse a toujours trente ans. » De même apparaîtra toujours la femme du bourgeois aux yeux de son employé, celle de l'employé à l'ouvrier, celle de l'ouvrier au manœuvre.

Le même sentiment de vanité pousse les jeunes officiers, étudiants, employés, vers la demi-mondaine en vue, vers l'actrice de casino ou de cafés concerts, vers la maîtresse d'un supérieur, vers la jolie modiste au maintien réservé... Elles exerceront toutes la même fascination sur le jeune homme fraîchement sorti de sa petite ville, où quelques amours ancillaires ou mercenaires ont constitué sa plus habituelle initiation

« Docteur, ce n'est pas possible, c'est une femme très bien », gémissent mes pauvres victimes ! Eh oui, elle est très bien, c'est entendu. Mais elle a un cœur, et des sens. Et puisqu'elle vous a cédé à vous, qui n'êtes pas son époux légitime, ni son amant, pourquoi voulez-vous qu'elle n'ait pas cédé à un autre qui pourra être un malade ? Avez-vous un seul argument sérieux à opposer à cette hypothèse, en dehors de ceux que peuvent vous suggérer une insondable naïveté ou un amour-propre tenace ?

Vanité ! Vanité !

2° *L'Amour - goût*. — Amour de tête, dirions-nous, car le mot mérite qu'on l'explique. Stendhal précise lui-même qu'il s'agit de ce genre d'amour qui régnait à Paris vers 1760, et que l'on trouve dans les mémoires et romans de Crébillon, Lauzun, Duclos, Marmontel, Chamfort, Mme d'Epinay... C'est en somme un mélange de métaphysique, de raison, d'attirance cérébrale et de phraséologie, avec une tendance dangereuse à l'analyse des sentiments, poussée jusqu'à la convention. Je crois qu'il faudrait ranger dans ce même cadre toutes les « galanteries » du xviie siècle, genre d'Urfé ou Mlle de Scudéry. Actuellement encore, quelques héros de l'école de Bourget, ou du genre « Amitié Amoureuse », ne dépareraient pas cette quintessence d'amoureux.

A moins qu'il ne change brusquement de nature, ce qui se rencontre quelquefois, cet amour représente la tranquillité de l'âge mûr et la joie des vieux jours. Dans les limites où peuvent le maintenir fort longtemps deux tempéraments calmes, ayant les mêmes goûts littéraires, les mêmes affinités artistiques, cet échange des idées communes, sous l'égide d'une sympathie souvent bien ancienne, présente pour l'un et l'autre les plus grands charmes. Et cela peut durer fort longtemps pour le plus grand bonheur de tous les deux.

Cela est d'autant mieux que l'âge même des protagonistes s'oppose le plus souvent à des débordements de mauvais goût. Si des cérébraux, comme Lamartine et Musset, ont fait ces expériences dès leur jeunesse, on peut dire qu'elles sont, en général, l'apanage de l'homme sur le déclin, un peu assagi, un peu fatigué... Guizot avait cinquante ans, comme Voltaire, comme Mérimée, Chateaubriand soixante... Quant aux femmes, elles sont presque toujours plus jeunes. Chez elles, la première attirance paraît avoir été surtout cérébrale, et puis elles se laissent prendre plus complètement. La suggestion aidant, elles voient toujours jeune l'homme de génie auprès duquel elles vivent. Mais la nature revendicatrice les soumet alors à de terribles épreuves, à trente ans, en pleine possession de la beauté de leur corps, et à quarante ans, dans toute la puissance de leurs sens incomplètement satisfaits. C'est alors que Mme du Châtelet se jette à la tête de Saint-Lambert, cuistre et officier des gardes du roi Stanislas, que George Sand adopte son médecin, que Mme Delessert lâche Mérimée pour le jeune et brillant Maxime du Camp...

Les plus sages ont leurs petits remords, même l'Inconnue de Mérimée : « Savez-vous que je commence à croire que nous avons eu trop de plumes, d'encre et de papier, vous et moi, dans notre vie mutuelle ? » Elle avait cinquante ans, quand elle égrenait ces pensées d'automne, qui ont la valeur d'un regret...

Voilà pourquoi, parmi les imprévus de l'existence, on signale de temps à autre, la rupture d'unions bien anciennes, que la parité des sympathies et des goûts paraissait avoir cimentées à jamais. Mais le hasard d'une rencontre révèle un jour, à l'un ou à l'autre, un tempérament qui s'ignorait ; et l'on apprend avec stupeur que Madame est partie avec son chauffeur ou Monsieur avec sa femme de chambre. Ces cas sont d'un pronostic particulièrement grave, car il en est de la sensualité comme de la fièvre typhoïde ou de la petite vérole ; toutes ces infections sont d'autant plus dangereuses qu'elles sont plus tardives. Plus la sensation découverte est forte, plus augmente le regret de ne pas en avoir usé plus tôt. Aveu d'une ingénuité délicieuse, que nous révèle de temps à autre la correspondance amoureuse d'un bon vieillard chargé d'honneurs... et de regrets.

3° *L'Amour sensuel.* — Ce n'est pas sans quelques hésitations que j'aborde cette question. Non que je sois secoué d'un pudique émoi, mais la délimitation, déjà difficile en matière de vanité ou de goût, me paraît ici tout à fait délicate. En réalité, peu ou prou, la sensualité a sa part en toutes ces affaires d'amour, et seule la limite la sagesse, mâtinée d'impuissance, fille de l'âge et de la raison. Heureux ceux qui, comme Mme d'Houdetot, peuvent, dans la sérénité de la vieillesse, assurer que, si les plaisirs les ont quittés, eux ne se sont jamais dégoûtés d'aucun. Si l'on voulait interpréter chaque cas, le passer au crible de l'analyse physiologique, on découvrirait certainement que bien des liaisons, excusées aux yeux du monde par leur apparence purement cérébrale, ont leur véritable explication dans des sensations plus réelles, qu'il s'agisse du

jeune éphèbe qui a découvert la révélation sensuelle ou du blasé qui a retrouvé l'ardeur affaiblie.

Or parmi les raisons d'aimer, invoquées par les
victimes de ce mal, il en est justement une qui n'est
jamais avouée : c'est la sensualité. Vous voulez bien
vous passionner pour une femme parce qu'elle est
belle, parce qu'elle est intelligente, parce qu'il est
flatteur d'être son amant, mais vous ne voulez pas
admettre que, seuls, les misérables liens de la chair
vous unissent, que seule la « petite secousse », comme
la qualifiait une dame désabusée, est la raison d'être
de votre attachement, et quelquefois de votre servi-
tude.

Je dirai même que, plus un homme est tenu « par
la peau », pour employer une expressive et populaire
image, plus il s'en défend, comme chose inavouable
et honteuse.

Je ne crois pas ceux qui, dans la vigueur de l'âge
et anatomiquement normaux, se targuent de passions hautement intellectuelles ! « Jamais l'homme
n'a eu pour la beauté morale autant d'amour que
pour la beauté du corps. » Ainsi est rédigé l'article 17,
chapitre VIII, des Entretiens philosophiques de
Confucius. Depuis le vi⁰ siècle avant notre ère, il ne
semble pas que les choses aient beaucoup changé.

Je n'insisterai pas sur ce fait, aussi curieux qu'incontestable, dans l'étiologie duquel entre une certaine
pudeur, née de l'éducation, du caractère, ou des
principes ataviques, souvenirs de l'époque où l'homme

n'admettait pas que sa force pût s'incliner devant la faiblesse d'une femme, même à ce point de vue un peu spécial. Je constate simplement que cette dénégation systématique rend terriblement difficile le rôle du classificateur impartial, et plus encore celui du médecin. Car je crois que, dans la plupart des manifestations dites amoureuses de l'âge mûr, la sensualité a sa part, petite ou grande. J'ajoute que, dans l'énorme majorité de ces cas, elle représente la note dominante, au point que toute autre considération faiblit à côté de celle-là. Et si le médecin, dans son œuvre thérapeutique et prophylactique, ne veut pas compter avec elle, il se prépare les mécomptes les plus désagréables pour son amour-propre, aussi bien comme praticien que comme psychologue.

Cent fois, mille fois, au cours de ma carrière, je me suis trouvé en présence du client récalcitrant, ahuri ou terrifié, qui discute désespérément votre diagnostic parce qu'il incrimine la petite amie qui, seule, fut l'objet de sa flamme depuis quelques mois. Les raisons sont toujours les mêmes, je les ai déjà énumérées. Quand l'habitude ou une raisonnable affection sont seules en jeu, on arrive quelquefois à convaincre le sujet. L'abstention momentanée et le traitement des deux côtés peut tout arranger, à moins que la rupture ne s'ensuive. Mais trop souvent aussi, vous vous trouvez en présence de réticences, de persistances inexpliquées dans les symptômes, de rechutes stupéfiantes, de disparitions imprévues du malade... Que chacun feuillette ses observations, et il trouvera quantité de cas semblables. Dans tous ces cas, croyez-moi, la sensualité est en jeu. Elle a été plus forte que vous, que vos conseils, que l'évidence même. Que peuvent peser pour un sensuel nos pauvres petits discours prophylactiques en présence d'un beau corps désirable, désiré et dévêtu. L'expérience de la vie nous démontre à tout instant que Confucius avait raison !

4° *L'amour-passion*. — Aux mines de sel de Hallein, près de Salzbourg, les mineurs jettent dans les profondeurs des couloirs un rameau noir et effeuillé par l'hiver. Longuement humecté, et puis séché lentement, ce rameau est retiré, deux mois après, tout incrusté d'une infinité de petits cristaux mobiles et éblouissants ; la branche morte est devenue arbuste de diamant étincelant que les ouvriers offrent aux visiteurs.

Un jour du siècle passé, ce visiteur s'appelait Stendhal ; il accompagnait la toute charmante Mme Gherardi, et assistait en dilettante désintéressé, — dit-il — aux étapes que brûlait un officier italien de leur amis, en passe de devenir amoureux fou de leur belle compagne. Mme Gherardi était loin d'être un rameau noir et effeuillé ; mais quelles que fussent ses qualités, la manière dont elle apparaissait aux yeux éblouis de son amoureux était tellement différente de la réalité, que Stendhal ne put s'empêcher

de rapprocher les deux circonstances. D'où le nom
de cristallisation qu'il applique dans ses ouvrages à
cette opération d'un esprit amoureux, qui tire de tout
ce qui se présente la découverte que l'objet aimé a
de nouvelles perfections.

Vieille comme le monde, puisque l'Amour fut tra-
ditionnellement aveugle, cette observation est toujours juste. Que de fois, au cours de la vie, nous
sommes-nous trouvés en présence d'un de ces
malheureux, tellement fasciné par le miroitement du
faux-diamant fondu au creuset de sa propre imagination, que nul raisonnement ne lui permet de retrouver
le bois mort sous le strass superficiel. Situation,
fortune, volonté et vie, nous avons vu sombrer tout
cela entre les mains de capricieuses petites créatures,
pour lesquelles ne se posait même pas l'excuse de
l'intelligence ou de la beauté. En présence d'une
situation brisée, d'une famille abandonnée, d'une
tombe encore entr'ouverte, il nous est arrivé de nous
demander quelle était cette puissance mystérieuse,
plus forte que la mort, qui amenait là des hommes
que leur intelligence, leur rang ou leur fortune clas-
saient dans l'élite sociale. Question que je ne prétends pas résoudre, mais que l'on me permettra, au
nom de la prophylaxie, d'envisager de façon médicale,
en considérant cette forme d'Amour à son vrai point
de vue, c'est à dire comme une intoxication.

Les symptômes, comme dans la plupart des intoxi-
cations, varient avec les phases de la maladie.

Dans une première période, leur apparition rappelle celle de certains poisons qui localisent d'abord leurs effets, telles la belladone, la cocaïne, l'absinthe, la morphine... Au cours d'une existence qui paraît normale, on peut déjà discerner quelques signes d'obnubilation, localisés à l'objet aimé. Avisé et clairvoyant en tout ce qui concerne ses affaires ou sa famille, le malade se met à déraisonner dès qu'il aborde ce sujet spécial. L'un des premiers symptômes, comme je l'ai dit, consisté à découvrir subitement des qualités intellectuelles, affectives ou morales ; période de cristallisation, où l'imagination crée elle-même l'enveloppe décevante, mais faite selon son désir, sous laquelle l'œil intoxiqué ne verra plus le rameau effeuillé. Voilà les premiers symptômes de cette rupture d'équilibre dans les inclinations, dont Th. Ribot faisait la caractéristique de la passion. La prédominance de l'une d'entre elles va nous mener à l'idée fixe, avec toutes ses conséquences.

Dans une seconde période, le sujet traverse une phase d'excitation, puis d'hyperexcitation, plus ou moins marquée suivant que l'objet résiste ou se donne, obéit ou contrecarre, à moins qu'il ne fasse le jeu de l'alternative, très habile en pareil cas. Période d'exacerbation passionnée, traversée de crises de dépression, avec des heures d'enchantement paradisiaque qui font oublier les longues attentes, les désespoirs et les humiliations. Tout commence à pivoter autour de l'idée fixe, qui devient monomanie. L'indifférence familiale et l'oubli des amis en est une des premières conséquences. Les affaires l'intéressent davantage, surtout si elles lui donnent, par sa fortune ou sa situation, l'occasion de briller aux yeux de la femme qu'il aime. Pour un littérateur, un savant, un homme d'État, cette période peut être fertile en belles productions, assez semblable en cela à la phase prodromique de la paralysie générale, avec laquelle elle présente d'assez fidèles analogies. J'ai noté à ce moment l'emploi fréquent d'autres toxiques : alcool, strychine, cocaïne, etc., rendus nécessaires par la tension nerveuse perpétuelle en laquelle vit le sujet.

Plus ou moins vite, arrive la troisième période, toute d'affaissement, puis de déchéance. Le miroitement continu des cristaux a mis le malade dans un tel état de suggestion, que la satisfaction de son idée fixe est devenue le seul mobile de ses actes. Il vit la vie courante dans un état voisin de l'hypnose, songeant seulement à l'heure de la réunion ou aux moyens de « la revoir » si elle se défend. Situation, famille, fortune, honneur, rien n'existe plus. Après l'intelligence, après la raison, la volonté est atteinte ; elle a abdiqué en de petites mains qui la commandent. L'amour-passion est essentiellement un poison de la volonté. Et la déchéance physique accompagne souvent la dépression morale, livrant à l'avilissement ou au sadisme un pauvre pantin ballotté au gré de la ficelle qui le manie.

Le reste est du ressort du roman psychologique, de l'asile d'aliénés, ou de la Cour d'assises, suivant les cas. On se querelle, on part, on revient, on se bat, on pleure, on se réconcilie avec fureur, on souffre, on se tue. C'est l'Amour.

Et le petit dieu risque un œil amusé par dessus le bandeau qui l'aveugle !

Il ne faut pas être sévère : Nul n'a le droit de juger ceux qui aiment, dit M. de Bonnières, cité par Anatole France.

Maxime qui n'a pas gêné la maman Cardinal, donnant franchement son opinion à un adorateur de ses filles :

« Voyez-vous, Monsieur, que ce soit pour une danseuse, que ce soit pour une marquise, l'amour, ça fait toujours de l'homme le même imbécile ! »

A cet état, il y a évidemment des causes lointaines, une étiologie, que le médecin doit connaître. Les gens ainsi atteints sont presque toujours des prédisposés, dans la vie antérieure desquels on peut retrouver des signes de névropathie, des phobies sans cause, des tendances à l'intoxication pour d'autres objets : opium, alcool, jeux, etc., ou simplement des habitudes de servage à l'égard de toute femme qui a voulu s'en donner la peine. Je crois qu'on peut les ranger en deux classes :

Une classe de braves garçons nés doux, timides et hésitants, sans grande volonté personnelle, mais cachant déjà un entêtement surprenant sous une apparence moutonnière. Leur existence se manifeste essentiellement par un silence obstiné. Ceux-là peuvent très bien échapper toute leur vie à l'obsession féminine. Un instinct de sagesse les guide souvent vers des passions plus austères : la pêche, la bibliomanie, les collections de timbres, de vieux fers à cheval ou de lettres de décès, auxquelles ils s'adonnent avec une intensité troublante. Mais un hasard malheureux peut leur faire rencontrer la femme forte qui saura, par la douceur ou la violence, s'emparer de leur raison et de leurs sens. Et ceux-là, quand ils sont pris, sont les plus hermétiquement fixés. On peut tout se permettre avec eux. Et les professionnelles le savent bien !

En second lieu, la classe plus réagissante des excités congénitaux, des « emballés ». Ceux-là ont généralement donné, avant d'être fixés, des preuves manifestes de leur vivacité cérébrale, dans les affaires, arts, littérature, politique, ou dans les distractions. Ils se livrent aussi violemment à leurs travaux qu'à leurs amours, et l'on observe déjà, dans la vie des uns et des autres, la tendance à l'attachement anormal, ainsi que les premiers symptômes de la rupture d'équilibre, qu'il s'agisse d'une combinaison financière, d'un jeu de hasard, ou d'une union aussi désirée que mal assortie. C'est là, pour l'observateur, un beau sujet d'étude. Car il y a de la réaction, de la défense, quelquefois de l'offensive récompensée par la victoire. On se trouve, en somme, en présence d'un sujet vigoureux qui résiste à l'empoisonnement. Et la lutte est belle.

Je n'aborderai pas la thérapeutique, car je n'oublie pas, au travers de ces promenades amoureuses, que cet ouvrage doit rester essentiellement prophylactique. Or le tableau que j'en ai brossé me paraît suffisant pour prévenir la jeunesse ou éclairer l'âge mûr. Me tenant sur ce terrain, je me bornerai à quelques considérations très générales :

Et d'abord profitez de votre jeunesse. Vous trouverez ce conseil sous la plume des philosophes les plus austères, aussi bien que dans les refrains d'opérettes. Car il exprime une vérité éternelle. Si, malgré les aléas qu'elles comportent, vous voulez tenter des expériences, faites-les à cet âge ; des épreuves subies, votre esprit sortira plus averti, votre volonté plus affermie. Mais ne vous laissez fixer qu'à bon escient. Dites-vous que la femme la plus désirable l'est surtout par les suggestions de votre propre cerveau, qui l'orne de toutes les qualités que vous voulez bien imaginer en elle. Vous vous projetez au dehors en un miroir agréable, où vous vous plaisez à retrouver la réalisation de vos propres désirs. Ne vous arrêtez pas trop à ce spectacle, et n'attendez pas la période d'hypnose qui fausse le raisonnement et empêche les comparaisons.

Si vous sentez survenir les premiers symptômes d'obnubilation, d'affaiblissement du moi, fuyez pendant qu'il en est encore temps. Il faut rompre tout net, sans regarder en arrière, et s'enfuir. Le raisonnement prophylactique n'a pas plus d'influence en pareil cas que sur les névropathes de toutes sortes qui emplissent nos cabinets médicaux.

Enfin, si vous êtes un sage et que les aventures ne vous tentent pas, mariez-vous le plus tôt possible ; c'est la meilleure des prophylaxies. Je regrette de n'avoir pas trouvé dans Stendhal quelques lignes pour ce genre d'amour, fait d'habitudes, de douceur et de souvenirs, qui cimente si bien les unions heureuses et anciennes. Faute de mieux, je l'appellerai amour conjugal, comme Sacha Guitry qualifiait d'ami d'enfance toute nouvelle relation qui lui paraissait tout à fait sympathique. Je ne veux point dire que la légitimité en soit une condition absolument nécessaire ; mais le mariage, à mon sens, favorise ce genre d'affection, aussi éloigné des crises de l'amour-passion que de la platitude de l'amour métaphysique, et qui puise chaque jour, dans les hasards, bons ou mauvais, de la vie courante, de nouvelles raisons de se révéler et de s'accroître. Et je terminerai volontiers ces pages par ce conseil renouvelé des contes de nos pères : mariez-vous de bonne heure, aimez votre femme, et ayez beaucoup d'enfants.

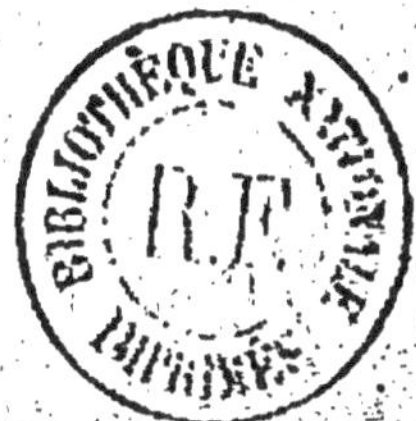

TABLE DES MATIÈRES